B. Lohmann / S. Annies
**Achtsamkeit in der
Verhaltenstherapie**

Denn das ist eben die Eigenschaft der wahren Aufmerksamkeit, dass sie im Augenblick das Nichts zu Allem macht.*

*Aus: Johann Wolfgang von Goethe (1981): Werke – Hamburger Ausgabe Bd. 8, Romane und Novellen III, Wilhelm Meisters Wanderjahre; C.H. Beck, München.

B. Lohmann / S. Annies

Achtsamkeit in der Verhaltenstherapie

Interventionen und praktische Übungen

Deutscher Ärzte-Verlag Köln

Dipl.-Psych. Dr. Susanne Annies
IFT Gesundheitsförderung
Montsalvatstr. 14
80804 München

Dipl.-Psych. Bettina Lohmann
Georgskommende 7
48143 Münster

ISBN 978-3-7691-1307-5
aerzteverlag.de

Bibliografische Information Der Deutschen Nationalbibliothek
Die Deutsche Nationalbibliothek verzeichnet diese Publikation in der Deutschen Nationalbibliografie; detaillierte bibliografische Daten sind im Internet über http://dnb.d-nb.de abrufbar.
Die Wiedergabe von Gebrauchsnamen, Handelsnamen, Warenbezeichnungen usw. in diesem Werk berechtigt auch ohne besondere Kennzeichnung nicht zu der Annahme, dass solche Namen im Sinne der Warenzeichen- oder Markenschutz-Gesetzgebung als frei zu betrachten wären und daher von jedermann benutzt werden dürften.

Wichtiger Hinweis:
Die Medizin und das Gesundheitswesen unterliegen einem fortwährenden Entwicklungsprozess, sodass alle Angaben immer nur dem Wissensstand zum Zeitpunkt der Drucklegung entsprechen können. Die angegebenen Empfehlungen wurden von Verfassern und Verlag mit größtmöglicher Sorgfalt erarbeitet und geprüft. Trotz sorgfältiger Manuskripterstellung und Korrektur des Satzes können Fehler nicht ausgeschlossen werden.
Der Benutzer ist aufgefordert, zur Auswahl sowie Dosierung von Medikamenten die Beipackzettel und Fachinformationen der Hersteller zur Kontrolle heranzuziehen und im Zweifelsfall einen Spezialisten zu konsultieren.
Der Benutzer selbst bleibt verantwortlich für jede diagnostische und therapeutische Applikation, Medikation und Dosierung.
Verfasser und Verlag übernehmen infolgedessen keine Verantwortung und keine daraus folgende oder sonstige Haftung für Schäden, die auf irgendeine Art aus der Benutzung der in dem Werk enthaltenen Informationen oder Teilen davon entstehen.
Das Werk ist urheberrechtlich geschützt. Jede Verwertung in anderen als den gesetzlich zugelassenen Fällen bedarf deshalb der vorherigen schriftlichen Genehmigung des Verlages.

Copyright © 2013 by
Deutscher Ärzte-Verlag GmbH
Dieselstraße 2, 50859 Köln

Umschlagkonzeption: Hans Peter Willberg und Ursula Steinhoff
Titelgrafik: Bettina Beatrice Kulbe
Produktmanagement: Annette Affhüppe
Manuskriptbearbeitung: Traudel Lampel
Satz: Plaumann, 47807 Krefeld
Druck/Bindung: Warlich-Druck, 53340 Meckenheim

5 4 3 2 1 0 / 618

Geleitwort

Der Verhaltenstherapie wird seit einiger Zeit eine wellenförmige Entwicklung zugeschrieben.
Nachdem die ausschließlich auf beobachtbares Verhalten bezogene behavioristische Verhaltenstherapie in den 1950er- und 60er-Jahren konsequent die bis heute geltende enge Anbindung des Verfahrens an die empirischen Wissenschaften eingeführt hatte, brachte in den 1970er-Jahren die Kognitive Verhaltenstherapie eine fundamentalen Öffnung für innere psychische Prozesse; parallel entwickelte sich als Vermittler zwischen kognitiver Verhaltenstherapie und Körpermedizin die Verhaltensmedizin. Wenn nun mit der aktuellen achtsamkeits- und akzeptanzfundierten Verhaltenstherapie explizit auch emotionale und wertebezogene Aspekte in das Rational aufgenommen werden, sind damit alle vier Reaktionsebenen berücksichtigt. Eigentlich kann man deshalb darauf verzichten, dem Verfahrensnamen Verhaltenstherapie einzelne Attribute hinzuzufügen, es handelt sich hierbei einfach um – Verhaltenstherapie. Dieses psychologische und wissenschaftlich begründete Therapieverfahren integriert mittlerweile klassische respondente und operante (1. Welle), kognitive und verhaltensmedizinische (2. Welle), achtsamkeits- und akzeptanzbasierte Techniken und Methoden (3. Welle).

Mit der Gruppe der achtsamkeit- und akzeptanzbasierten Interventionen schließt sich somit eine letzte große Lücke im verhaltenstherapeutischen Rational. Dies lässt sich gut an den Schritten des Problemlösealgorithmus verdeutlichen. Verhaltenstherapeuten leiten ihre Patienten nach einer Problemanalyse traditionell zur Zielableitung und führen diese dann an Methoden heran, die ihnen einen zielführenden Lernprozess ermöglichen. Je nach diagnostizierter Störung stehen den Behandlern dafür mittlerweile gut nutzbare evidenzbasierte und zum Teil auch manualisierte Behandlungsempfehlungen zur Verfügung. Der pragmatische Weg mit den Teilschritten „Problemerkennung und -analyse, Zielableitung und Mittelplanung, Planrealisierung und Neubewertung" erschließt sich leicht dem gesunden Menschenverstand. Was im gesunden Lebensalltag gut funktioniert, muss für die Bearbeitung krankheitswertiger psychischer Probleme allerdings um das klinische Modul der achtsamkeitsbasierten Interventionen ergänzt werden.

Patienten sind innerhalb ihrer Angstkreisläufe, depressiven Grübelschleifen, verzweifelten Zwangsabsicherungen tief verwickelt in hochautomatisierte idiosynkratische Prozesse. Durch demoralisierende Bewertungen und aussichtslose Notlösungen steigern sie sich immer weiter in ihre Not hinein. Um sich von solchen erschöpfenden Mehrdesselben-Kämpfen zu lösen und um mit einem hinreichenden Commitment den geordneten Weg zur aktiven Problemlösung einschlagen sowie dann auch beibehalten zu können, benötigen sie therapeutische Hilfestellungen. Sei es beim Erkennen von Frühzeichen depressiver oder suchtbezogener Automatiken, sei es bei der achtsamen Distanzierung von bereits ablaufenden Reaktionsketten, dem Übergang vom dysfunktionalen Autopilotenmodus zur zielorientierten Selbststeuerung und letztlich der wertebezogenen Beurteilung, was die selbst bewirkten emotionalen Konsequenzen persönlich für den Patienten bedeuten – grundsätzlich benötigen alle Schritte des verhaltenstherapeutischen Problemlöseweges achtsame Einfügungen.

Das Angebot achtsamkeitsbasierter Methoden soll keineswegs einem kreativistischen Eklektizismus das Wort reden. Grundsätzlich bleibt das Strukturmodell des verhaltensanalytisch unterlegten und verlässlich evaluierten Problemlöseprozesses das Geländer seriösen verhaltenstherapeutischen Arbeitens – es wird nur ausdrücklich ergänzt durch den missing link der achtsamkeitsbasierten Interventionen. Das vorgelegte Buch stellt Verhaltenstherapie-Praktikern einen theoriefundierten Handlungsleitfaden für die Durchführung von achtsamkeitsbasierten Interventionen zur Verfügung. Der Einsatz dieser Techniken erfolgt auf der Grundlage verhaltenstherapeutischer Grundprinzipien, wird transparent auf die Behandlung häufiger Störungsbilder bezogen und an einem plastischen Fallbeispiel illustriert. In gebotener Sachlichkeit schildern Lohmann & Annies die Möglichkeiten und Grenzen achtsamkeitsbasierter Interventionen in der Verhaltenstherapie. Diesem Buch ist aus meiner Sicht als Verhaltenstherapie-Anwender und als Ausbilder von Verhaltenstherapeuten ausdrücklich eine erfolgreiche Verbreitung zu wünschen.

Bernd Ubben
Institutsleiter der Dresdner Akademie für Psychotherapie

Inhaltsverzeichnis

I   Achtsamkeitsbasierte Interventionen **1**

1   Prinzipien beim Einsatz von achtsamkeitsbasierten Interventionen **3**
  1.1   Verhaltenstherapie orientiert sich an der empirischen Psychologie – 3
  1.2   Verhaltenstherapie ist problemorientiert – 3
  1.3   Verhaltenstherapie setzt an prädisponierenden, auslösenden und aufrechterhaltenden Problembedingungen an – 4
  1.4   Verhaltenstherapie ist zielorientiert – 4
  1.5   Verhaltenstherapie ist handlungsorientiert – 5
  1.6   Verhaltenstherapie ist nicht auf das therapeutische Setting begrenzt – 6
  1.7   Verhaltenstherapie ist transparent – 6
  1.8   Verhaltenstherapie ist Hilfe zur Selbsthilfe – 6
  1.9   Verhaltenstherapie bemüht sich um ständige Weiterentwicklung – 7

2   Definition des Begriffs Achtsamkeit und Entwicklung des Konzepts **9**
  2.1   Definition – 9
  2.2   Entwicklung des Konzepts Achtsamkeit – 9
    2.2.1   Buddhistische Tradition – 9
  2.3   Achtsamkeit in der Psychotherapie – 10
    2.3.1   Achtsamkeit in der Psychoanalyse – 10
    2.3.2   Achtsamkeit in den humanistischen Verfahren – 10
    2.3.3   Achtsamkeit in der Verhaltenstherapie – 10
  2.4   Fazit – 15

3   Wirkung und Wirksamkeit von Achtsamkeit **17**
  3.1   Psychophysiologische Effekte von Meditation – 17
  3.2   Wirkungsweise der Achtsamkeit – 18
  3.3   Wirksamkeit von achtsamkeitsbasierten therapeutischen Interventionen – 20

4	**Achtsamkeitsbasierte Interventionen bei häufigen Störungsbildern**	**21**
	4.1 Abhängigkeitserkrankungen – 21	
	4.1.1 Verhaltenstherapeutische Behandlung – 22	
	4.1.2 Ansatzpunkte für achtsamkeitsbasierte Interventionen – 23	
	4.1.3 Exemplarische Übung: Die Ampel des Verlangens – 23	
	4.2 Depressive Störungen – 25	
	4.2.1 Verhaltenstherapeutische Behandlung – 26	
	4.2.2 Ansatzpunkte für achtsamkeitsbasierte Interventionen – 27	
	4.2.3 Exemplarische Übung: Sitzmeditation – 27	
	4.3 Angststörungen – 30	
	4.3.1 Verhaltenstherapeutische Behandlung – 31	
	4.3.2 Ansatzpunkte für achtsamkeitsbasierte Interventionen – 32	
	4.3.3 Exemplarische Übung: „Da ist …"-Distanzierung – 32	
	4.4 Zwangsstörungen – 35	
	4.4.1 Verhaltenstherapeutische Behandlung – 35	
	4.4.2 Ansatzpunkte für achtsamkeitsbasierte Interventionen – 36	
	4.4.3 Exemplarische Übung: Das Meer betrachten – 36	
	4.5 Posttraumatische Belastungsstörung – 39	
	4.5.1 Verhaltenstherapeutische Behandlung – 40	
	4.5.2 Ansatzpunkte für achtsamkeitsbasierte Interventionen – 40	
	4.5.3 Exemplarische Übung: Die 1-2-3-4-5-Übung – 41	
	4.6 Essstörungen – 42	
	4.6.1 Verhaltenstherapeutische Behandlung – 44	
	4.6.2 Ansatzpunkte für achtsamkeitsbasierte Interventionen – 44	
	4.6.3 Exemplarische Übung: Die Autobahn – 45	
	4.7 Borderline-Persönlichkeitsstörung – 48	
	4.7.1 Verhaltenstherapeutische Behandlung – 50	
	4.7.2 Ansatzpunkte für achtsamkeitsbasierte Interventionen – 50	
	4.7.3 Exemplarische Übung: 5-Sinne-Achtsamkeit – 51	
5	**Fallbeispiel**	**53**
	Frau D.: „Ich muss mich einfach aufregen!" – 53	

II Achtsamkeitsbasierte Übungen 57

Einleitung 59
    Anforderungen an die Therapeuten – 59

Übungen 61
    Der Fluss – 61
    Tagträumen – 62
    Küken auf der Wiese – 63
    Wind auf der Oberfläche – 64
    Das rosa Nilpferd – 65
    Gedanken als Papierboote auf dem Fluss – 66
    Bauklötze staunen – 67
    Wimmelbücher achtsam betrachten – 68
    Atemmeditation – 69
    Wechselatmung – 70
    Achtsame Bauchatmung – 71
    „Da ist …"-Distanzierung – 72
    Was- und Wie-Fertigkeiten – 74
    Koordinationsübungen – 76
    HABeobachtet! – 77
    Der Body-Scan – 78
    Gehmeditation – 80
    Arm halten – 81
    Tagebuch achtsam schreiben – 82
    Haiku schreiben – 83
    Mitgefühl kultivieren – 85
    Die Ampel des Verlangens – 87
    Die Wahrnehmungs-Erfahrungs-Validierungs-Technik – 89
    Achtsames Essen – 91
    Busfahrer sein – das achtsame Betrachten von Gedanken zur Essstörung – 93
    Das achtsame Betrachten von Aggression – 94

Gruppenübungen 97
    Partnerpantomime – 97
    Etwas am Gegenüber verändert sich – 98
    Immer dem Geräusch nach! – 99
    Stühle balancieren – 100

Literaturverzeichnis 101

Stichwortverzeichnis 111

I Achtsamkeitsbasierte Interventionen

1 Prinzipien beim Einsatz von achtsamkeitsbasierten Interventionen **3**
1.1 Verhaltenstherapie orientiert sich an der empirischen Psychologie – 3
1.2 Verhaltenstherapie ist problemorientiert – 3
1.3 Verhaltenstherapie setzt an prädisponierenden, auslösenden und aufrechterhaltenden Problembedingungen an – 4
1.4 Verhaltenstherapie ist zielorientiert – 4
1.5 Verhaltenstherapie ist handlungsorientiert – 5
1.6 Verhaltenstherapie ist nicht auf das therapeutische Setting begrenzt – 6
1.7 Verhaltenstherapie ist transparent – 6
1.8 Verhaltenstherapie ist Hilfe zur Selbsthilfe – 6
1.9 Verhaltenstherapie bemüht sich um ständige Weiterentwicklung – 7

2 Definition des Begriffs Achtsamkeit und Entwicklung des Konzepts **9**
2.1 Definition – 9
2.2 Entwicklung des Konzepts Achtsamkeit – 9
    2.2.1 Buddhistische Tradition – 9
2.3 Achtsamkeit in der Psychotherapie – 10
    2.3.1 Achtsamkeit in der Psychoanalyse – 10
    2.3.2 Achtsamkeit in den humanistischen Verfahren – 10
    2.3.3 Achtsamkeit in der Verhaltenstherapie – 10
2.4 Fazit – 15

3 Wirkung und Wirksamkeit von Achtsamkeit **17**
3.1 Psychophysiologische Effekte von Meditation – 17
3.2 Wirkungsweise der Achtsamkeit – 18
3.3 Wirksamkeit von achtsamkeitsbasierten therapeutischen Interventionen – 20

4 Achtsamkeitsbasierte Interventionen bei häufigen Störungsbildern **21**
4.1 Abhängigkeitserkrankungen – 21
    4.1.1 Verhaltenstherapeutische Behandlung – 22
    4.1.2 Ansatzpunkte für achtsamkeitsbasierte Interventionen – 23
    4.1.3 Exemplarische Übung: Die Ampel des Verlangens – 23

4.2	Depressive Störungen – 25		
	4.2.1	Verhaltenstherapeutische Behandlung – 26	
	4.2.2	Ansatzpunkte für achtsamkeitsbasierte Interventionen – 27	
	4.2.3	Exemplarische Übung: Sitzmeditation – 27	
4.3	Angststörungen – 30		
	4.3.1	Verhaltenstherapeutische Behandlung – 31	
	4.3.2	Ansatzpunkte für achtsamkeitsbasierte Interventionen – 32	
	4.3.3	Exemplarische Übung: „Da ist …"-Distanzierung – 32	
4.4	Zwangsstörungen – 35		
	4.4.1	Verhaltenstherapeutische Behandlung – 35	
	4.4.2	Ansatzpunkte für achtsamkeitsbasierte Interventionen – 36	
	4.4.3	Exemplarische Übung: Das Meer betrachten – 36	
4.5	Posttraumatische Belastungsstörung – 39		
	4.5.1	Verhaltenstherapeutische Behandlung – 40	
	4.5.2	Ansatzpunkte für achtsamkeitsbasierte Interventionen – 40	
	4.5.3	Exemplarische Übung: Die 1-2-3-4-5-Übung – 41	
4.6	Essstörungen – 42		
	4.6.1	Verhaltenstherapeutische Behandlung – 44	
	4.6.2	Ansatzpunkte für achtsamkeitsbasierte Interventionen – 44	
	4.6.3	Exemplarische Übung: Die Autobahn – 45	
4.7	Borderline-Persönlichkeitsstörung – 48		
	4.7.1	Verhaltenstherapeutische Behandlung – 50	
	4.7.2	Ansatzpunkte für achtsamkeitsbasierte Interventionen – 50	
	4.7.3	Exemplarische Übung: 5-Sinne-Achtsamkeit – 51	

5 Fallbeispiel **53**
Frau D.: „Ich muss mich einfach aufregen!" – 53

1 Prinzipien beim Einsatz von achtsamkeitsbasierten Interventionen

Eine sinnvolle Ergänzung zur bewährten verhaltenstherapeutischen Methodik stellen achtsamkeitsbasierte Interventionen dar, die nach denselben Prinzipien angewendet werden, wie sie Jürgen Margraf 1996 [vgl. Margraf 2009, S. 6ff.] für die gesamte Verhaltenstherapie entwickelt hat. Im Folgenden werden diese Prinzipien für die achtsamkeitsbasierten Verfahren ausgeführt.

1.1 Verhaltenstherapie orientiert sich an der empirischen Psychologie

Die Verhaltenstherapie verlangt von ihren Methoden Wirkungsnachweise. Für zahlreiche achtsamkeitsbasierte Verfahren liegen entsprechende Studien vor. Stellvertretend sei hier das Rückfallpräventionsprogramm von Segal, Williams und Teasdale aufgeführt. Ma und Teasdale [2004] belegten den rückfallprophylaktischen Effekt der Mindfulness-Based Cognitive Therapy (MBCT) bei depressiven Patienten mit 3 oder mehr depressiven Episoden in der Vorgeschichte. Die Rückfälle konnten um 50% reduziert werden. Für die Störungsbilder und Symptome, für die dieser Nachweis noch nicht geführt ist, gilt es, den überprüften Methoden den Vorrang zu geben. Bei einer Erfolgswahrscheinlichkeit von 70% durch massierte Konfrontationsbehandlung bei Agoraphobie ist diese Methode beispielsweise allen anderen Methoden überlegen, und es gibt keinen Hinweis, dass achtsamkeitsorientierte Verfahren bei der Behandlung dieser Störung besser wirken.

1.2 Verhaltenstherapie ist problemorientiert

In der Verhaltenstherapie wird der Schwerpunkt auf das Anliegen gelegt, das einen Menschen veranlasst, eine Therapie aufzusuchen. Dazu wird zunächst eine Problemdefinition und im Weiteren eine Problemanalyse erarbeitet. Die Lösung dieses Problems steht dann im Fokus des weiteren Therapiegeschehens, wobei sich Problemstellungen während der Therapie ändern können. Auch achtsamkeitsbasierte Verfahren dienen immer dazu, den Patienten darin zu unterstützen, spezielle und individuelle Probleme zu lösen. Es geht also nicht um das Vermitteln einer Weltanschauung, auch wenn meditative Techniken in religiösen Kontexten eine bedeutsame Rolle spielen. Eine Patientin wendet sich beispielsweise wegen starker Spannungskopfschmerzen an einen Therapeuten. Anhand von Tagesprotokollen wird deutlich, dass die Patientin sowohl in ihrer Familie als auch bei ihrer Berufstätigkeit einen hohen Anspruch an ihre Leistungsfähigkeit hat. Sie erlaubt sich kaum Pausen, möchte alles schnell erledigen und spürt ansteigende Anspannung nicht bis zu dem Zeitpunkt, an dem die Kopfschmerzen einsetzen. Neben multimodalen verhaltenstherapeutischen Interventionen bietet es sich an, die Patientin zu einer regelmäßigen kurzen Atemmeditation anzuleiten, die es ihr ermöglicht, sich kurz vom Alltagsgeschehen zu distanzieren.

1.3 Verhaltenstherapie setzt an prädisponierenden, auslösenden und aufrechterhaltenden Problembedingungen an

Achtsamkeitsbasierte Interventionen leiten immer eine Hinwendung zur Wahrnehmung des gegenwärtigen Moments ein. Somit setzen sie an den aufrechterhaltenden Bedingungen einer Symptomatik an. Viele behandlungsbedürftige Störungen werden durch automatisierte Gedanken- und Gefühlsmuster aufrechterhalten, die gelernt wurden. Diese Automatismen werden durch achtsame Wahrnehmung unterbrochen, neue Sichtweisen werden möglich. Beispielsweise löst die Wahrnehmung eines Ziehens im Bauchraum bei einem Patienten mit einer hypochondrischen Störung ein automatisiertes Interpretationsschema dieser Wahrnehmung aus. Gedanken an lebensgefährliche Erkrankungen aktivieren das vegetative Nervensystem, diese Körperreaktion wird wiederum automatisiert negativ interpretiert, und der Patient befindet sich in einem Teufelskreis, der durch automatisierte Gedankenprozesse ausgelöst und aufrechterhalten wird. Lernt er mittels achtsamer Wahrnehmung eine Distanz zu diesen Bewertungsprozessen, gelingt es ihm, diesen Teufelskreis zu verlassen.

1.4 Verhaltenstherapie ist zielorientiert

In der Verhaltenstherapie werden Methoden der Achtsamkeit immer mit einem bestimmten therapeutischen Ziel angewandt. Zu jedem Therapieziel wird erwogen, welches die nach heutigem wissenschaftlichem Stand Erfolg versprechende Methode ist, um dieses Ziel zu erreichen. In vielen Fällen reichen bewährte und gut überprüfte Methoden der Verhaltenstherapie ohne den Einsatz von Intervention der Achtsamkeit vollkommen aus. Achtsamkeitsbasierte Methoden sind ein Methodenbündel, das jeweils gegen Stimulus kontrollierende Ansätze, Praktiken der Emotionsfokussierung, kognitive Techniken, Entspannungsverfahren oder operante Verfahren abgewogen werden muss.

Nur wenn achtsamkeitsbasierte Verfahren den bewährten überlegen oder als gleichwertig einzustufen sind, ist es sinnvoll sie anzuwenden. Therapiestrategische Überlegungen berücksichtigen außerdem den Zeitpunkt der jeweiligen Intervention. Dieser Zeitpunkt bemisst sich nicht nur nach dem Therapieziel, sondern beachtet auch den Beziehungsaspekt. So kann es sehr sinnvoll sein, mit einem bestimmten Schmerzzustand akzeptierend umzugehen und dabei Achtsamkeitsübungen einzusetzen, doch sind viele Schmerzpatienten zu Beginn einer Therapie dazu kaum in der Lage. Es werden also zunächst andere Verfahren angewandt, um die Therapiebeziehung so weit zu festigen, dass sich die Chance erhöht, dass der Patient Interventionen der Achtsamkeit annimmt.

Nun scheint es paradox zu sein, dass Achtsamkeit als zieloffen gilt, das heißt, der Übende strebt keinen bestimmten Zustand an, sondern versucht, sich auf die aktuelle Wahrnehmung einzulassen, ohne sie zu bewerten. Diese Zieloffenheit gilt für den Übenden, während dieser sich im Zustand der achtsamen Wahrnehmung befindet, während der Therapeut aus einer therapiestrategischen Perspektive durchaus zielorientierte Erwägungen anstellt. Der Therapeut motiviert also beispielsweise einen Patienten zu einer achtsamen Wahrnehmung des Körpers mit dem Ziel, dass der Patient auf Dauer bestimmte Körperreaktionen gelassener annehmen kann. Während der Übung selbst gibt es aber kein Ziel der Wahrnehmung für den Patienten, er wird nur angeleitet, seine Gedanken, Gefühle und Körperreaktionen wahrzunehmen, ohne diese zu beurteilen.

1.5 Verhaltenstherapie ist handlungsorientiert

Ein wesentliches Merkmal der Verhaltenstherapie ist die Handlungsorientierung nach dem Motto „Aktion vor Diskussion". Für achtsamkeitsbasierte Verfahren bedeutet dieser Grundsatz, dass die Interventionen mit den Patienten in der Therapiestunde eingeübt werden. Viele Methoden der Achtsamkeit hören sich sehr einfach an, stellen in der Durchführung aber hohe Anforderungen an die Patienten. Nichtbewertende Wahrnehmung ist für viele Menschen ungewohnt und bedarf der Übung. Damit diese Übung erfolgreich sein kann, wird der Patient in der Therapiestunde motivierend angeleitet, nichtbewertende Wahrnehmung zu versuchen. Der Therapeut kann somit direkt auf Motivationsblockaden, Missverständnis der Intervention, frustrane Erfahrungen, aber auch positive Erlebnisse eingehen. Dieses Korrektiv ist zu Beginn jeder neuen Achtsamkeitsübung notwendig, weshalb der Grundsatz gilt, dass jede neue Übung in der Therapiestunde erprobt wird.

Handlungsorientierung bedeutet aber nicht Aktionismus. Es ist nicht sinnvoll, dass der Patient möglichst viele verschiedene Achtsamkeitsübungen kennt. Je nach Patient und Problemstellung wird ausgewählt, welche Übungen zielführend sind. In vielen Fällen reicht eine achtsamkeitsbasierte Intervention aus, die der Patient langfristig in sein Verhaltensrepertoire integrieren kann.

1.6 Verhaltenstherapie ist nicht auf das therapeutische Setting begrenzt

Die Verhaltenstherapie geht davon aus, dass in den Therapiestunden neue Problemlösefertigkeiten erarbeitet werden. Diese müssen im Alltag erprobt und gefestigt werden, wenn sie langfristig gewinnbringend sein sollen. Das gilt auch für das achtsame Wahrnehmen. Gerade wenn eine Methode in schwierigen Zuständen wie unter Schmerzen oder bei Drogenverlangen helfen soll, muss sie zuvor gut trainiert sein. Ein Freizeitjogger hat ohne systematisches Training keine Chance, einen Marathon zu bestehen, und Menschen, die nur wissen, wie man Schachfiguren über das Brett bewegt, gewinnen mit diesem Wissen allein selten Schachpartien. Möchte ein Mensch achtsame Wahrnehmung in einer für ihn schwierigen Situation hilfreich anwenden, so setzt das ein gewisses Maß an Übung voraus. Aufgabe des Therapeuten ist es, dem Patienten diese Anforderung deutlich zu machen und ihn entsprechend zum Üben zu motivieren. Dabei können Protokollierungen ebenso gut unterstützend wirken wie operante Verfahren.

1.7 Verhaltenstherapie ist transparent

Gerade weil sich Laien unter dem Begriff der Achtsamkeit meistens wenig vorstellen können, ist das Gebot der Transparenz bei der Vermittlung des Rationals von hoher Bedeutung. Der Therapeut erklärt den Sinn der Übungen bezogen auf die Symptome und das jeweilige Therapieziel. Den Patienten sollte klar werden, dass es sich um Interventionen handelt, die überprüft und wirksam sind, und warum diese Intervention bei ihrer Symptomatik Anwendung findet. Da das Konstrukt Achtsamkeit auch in anderen, beispielsweise esoterischen Zusammenhängen, genutzt wird, ist eine fachliche, für den Patienten verständliche Sprache notwendig.

1.8 Verhaltenstherapie ist Hilfe zur Selbsthilfe

Ein Ziel von verhaltenstherapeutischem Vorgehen ist die Erhöhung der allgemeinen Problemlösefertigkeiten. Probleme werden exemplarisch während der therapeutischen Arbeit gelöst. Dem Therapeuten ist dabei bewusst, dass diese Fertigkeiten in den Alltag des Patienten über die Dauer der Therapie hinweg transferiert werden müssen. Das gilt auch für Methoden der Achtsamkeit. Ein Vorteil dieser Interventionen ist, dass sie häufig eine einfache Struktur haben. So kann man beispielsweise davon ausgehen, dass ein Betroffener nach einer gewissen Übungsphase die achtsame Betrachtung seines Atems nachhaltig gelernt hat. Ebenso wichtig ist es, dass der Patient langfristig zu differenzieren lernt, bei welchen Schwierigkeiten er Interventionen der Achtsamkeit anwendet und wann ein anderes Vorgehen zielführend ist.

1.9 Verhaltenstherapie bemüht sich um ständige Weiterentwicklung

Gerade am Einbezug der achtsamkeitsbasierten Verfahren kann man erkennen, wie sehr die Verhaltenstherapie eine Ergänzung und Weiterentwicklung bewährter Methoden anstrebt. Diese Interventionen werden einer wissenschaftlichen Prüfung unterzogen und eingebettet in einen Gesamtkontext, der auf den Prinzipien der Verhaltenstherapie beruht.

2 Definition des Begriffs Achtsamkeit und Entwicklung des Konzepts

2.1 Definition

Unter Achtsamkeit wird ein Prozess der Aufmerksamkeit verstanden, der absichtsvoll, nichtwertend und auf den gegenwärtigen Moment bewusst gerichtet ist, das sogenannte Gewahrsein des gegenwärtigen Augenblicks. Achtsamkeit, im Englischen „mindfulness", bedeutet im Einzelnen:
- bewusst wahrnehmen,
- im Hier und Jetzt sein,
- aufmerksam sein,
- nicht beurteilen oder bewerten,
- nicht beeinflussen.

2.2 Entwicklung des Konzepts Achtsamkeit

Ursprünglich ist Achtsamkeit ein Begriff aus der buddhistischen Lehre. Im psychotherapeutischen Kontext ist das Konstrukt der Achtsamkeit aus seinen religiösen Bezügen herausgelöst und entfernt sich zum Teil von seiner ursprünglichen Definition.

2.2.1 Buddhistische Tradition

Der Buddhismus ist eine 2500 Jahre alte Philosophie, die nach Christentum, Islam und Hinduismus die viertgrößte Religionsgemeinschaft darstellt. Im Gegensatz zu monotheistischen Religionen ist der Buddhismus eine spirituelle Lehre, die einer Philosophie gleicht. Sie beruht auf den Überlieferungen Siddharta Gautamas, der circa 563 bis 483 vor Christus lebte, und von seinen Anhängern den Namen „Buddha" bekam, was „der Erleuchtete" bedeutet. Buddha sah sich nicht als Bote einer göttlichen Wahrheit, sondern betonte, dass er durch meditative Praktiken ein Verständnis der Natur, des eigenen Geistes und der Natur aller Dinge erlangte. Dieses Verständnis sei allen Menschen zugänglich, die seiner Lehre, dem Dharma folgten. Der Buddhismus betont die Selbstverantwortlichkeit des Menschen auf der Suche nach dem eigenen und dem universellen

Selbst. Dem Verständnis folgend, dass Menschen ein Teil des Kosmos und der Natur sind, folgt die Grundhaltung, niemandem, auch sich selbst nicht, Schaden zuzufügen. Dabei ist Achtsamkeit ein Mittel, um Leid und Begierde zu überwinden. Achtsamkeit bezieht sich auf den Körper, die Empfindungen, den Geist und die sogenannten Geistobjekte. In regelmäßigen meditativen Übungen wird die Fähigkeit zur Achtsamkeit geübt [vgl. Reichle 1994].

2.3 Achtsamkeit in der Psychotherapie

2.3.1 Achtsamkeit in der Psychoanalyse

Erste Annäherungen zwischen psychotherapeutischen Schulen und buddhistischen Lehren gehen auf die erste Hälfte des 20. Jahrhunderts zurück. C. G. Jung wagte 1929 einen Vergleich zur Psychoanalyse [vgl. Wilhelm und Jung 2005]. Sowohl in der Psychoanalyse als auch im Weg des Ostens sah er die Allgegenwärtigkeit des Bewusstseins als Inhalt und Ziel. Die von S. Freud eingeführte Haltung der gleichschwebenden Aufmerksamkeit des Analytikers während der Therapiesitzungen hat Ähnlichkeit zur gleichmütig-akzeptierenden Achtsamkeit. In ihrem Buch „Zen-Buddhismus und Psychoanalyse" stellen Fromm, Suzuki und de Martino [1971] die Parallelen von Buddhismus und Psychoanalyse dar. Fromm et al. sehen Parallelen in der ethischen Orientierung und vergleichen den Zustand der Erleuchtung mit der Transformation vom Unbewussten zum Bewussten, wobei sie auf die Unterschiedlichkeit der Methoden hinweisen.

2.3.2 Achtsamkeit in den humanistischen Verfahren

In der von F. Pearls in den 50er Jahren des letzten Jahrhunderts entwickelten Gestalttherapie bildet das „Hier und Jetzt" beziehungsweise das „Gewahrsein" ein basales Element der Therapie. Gewahrsein wird als eine absichtslose, aktive innere Haltung der Achtsamkeit gesehen.

Die Klientenzentrierte Psychotherapie von C. Rogers und der Focusing-Ansatz von E. Gendlin fordern Achtsamkeit und Akzeptanz als Grundhaltung des Therapeuten [vgl. Bundschuh-Müller 2004; Rogers 2004].

2.3.3 Achtsamkeit in der Verhaltenstherapie

In den 1990er Jahren wird das Konstrukt Achtsamkeit in verschiedene verhaltenstherapeutische Ansätze integriert. Das Achtsamkeitsprinzip findet Anwendung in der Behandlung von Borderline-Persönlichkeitsstörungen, Abhängigkeitserkrankungen und der Rückfallprophylaxe bei Depressionen und weitet sich zunehmend auch auf andere Störungsbereiche aus.

Achtsamkeit und Akzeptanz bekommen ab den 1990er Jahren vermehrt den Status eines Interventionsprinzips in der sonst auf Veränderung ausgerichteten Kognitiven Verhaltenstherapie. Im Gegensatz zur buddhistischen Tradition und früherer Anwendung in der Psychotherapie bemüht sich die Verhaltenstherapie um Differenzialindikationen, Integration in bewährte Behandlungsansätze und wissenschaftliche Wirksamkeitsüberprüfung. Der Begriff Achtsamkeit wird dabei einerseits als Lebenshaltung gesehen, andererseits als Einzelfertigkeit, die mit anderen Interventionen kombiniert wird.

Im Folgenden werden die zentralen Therapieansätze, in die das Achtsamkeitsprinzip integriert ist, aufgeführt.

a) Mindfulness-Based Stress Reduction (MBSR)

Der amerikanische Mediziner Jon Kabat-Zinn [2009] entwickelte in den 1980er und 1990er Jahren vor dem Hintergrund eigener Meditationserfahrungen ein Programm zur Stressbewältigung: Mindfulness-Based Stress Reduction. Es handelt sich um ein 8-wöchiges Gruppenprogramm für heterogene Patientengruppen. In den wöchentlichen Therapiestunden von ungefähr 150 Minuten Dauer werden sowohl formelle wie informelle Interventionen der Achtsamkeit eingeübt. Das bedeutet, neben der formellen Meditationspraxis erfolgt ein Training der Achtsamkeitserhöhung im Alltag. Die Themen der 8 Sitzungen sind:

- Was ist Achtsamkeit? Kennenlernen der Gruppe und des Programms
- Wahrnehmung, Konzentration und Achtsamkeit
- Umgang mit angenehmen Erlebnissen
- Umgang mit unangenehmen Erlebnissen und Stress
- Stress und Umgang mit schwierigen Gefühlen
- Zwischenmenschliche Kommunikation
- Ernährung und Achtsamkeit im Alltag
- Abschied und Ausblick

Besonderen Wert legt Kabat-Zinn auf das tägliche Ausführen von Hausaufgaben wie Body-Scan und Meditation. Die Patienten werden angehalten, ihre Erfahrungen mittels Protokollierung festzuhalten. Es gilt als gesichert, dass das MBSR den Umgang mit Belastungen verbessern kann [vgl. Grossmann, Niemann, Schmidt und Walach 2004]. Es gibt Hinweise, dass MBSR bei verschiedenen psychischen Störungen gewinnbringend eingesetzt werden kann [vgl. Hofmann et al. 2010].

b) Dialektisch-Behaviorale Therapie (DBT)

Die amerikanische Psychotherapeutin Marsha Linehan [1996] entwickelte in den 1990er Jahren ein störungsspezifisches, verhaltenstherapeutisches Programm zur Behandlung der Borderline-Persönlichkeitsstörung, das sowohl Einzel- als auch Gruppentherapie umfasst. Das Training der Achtsamkeit ist dabei einerseits ein Baustein in der manualisierten Gruppentherapie, andererseits eine wünschenswerte Haltung des Patienten und Therapeuten in der Behandlung.

Die Therapie umfasst 3 Phasen:
1. Therapiephase
   - Reduktion suizidalen und selbstschädigenden sowie therapiegefährdenden Verhaltens
   - Reduktion von Verhalten, das die Lebensqualität beeinträchtigt
   - Verbesserung der Verhaltensfertigkeiten:
     - Innere Achtsamkeit
     - Zwischenmenschliche Fertigkeiten
     - Bewusster Umgang mit Gefühlen
     - Stresstoleranz
2. Therapiephase
   - Bearbeitung des posttraumatischen Stresssyndroms
3. Therapiephase
   - Steigerung der Selbstachtung
   - Entwickeln und Umsetzen individueller Ziele

Zahlreiche Forschungsarbeiten [vgl. z.B. Koerner und Linehan 2000] belegen die Effektivität von DBT bei der Borderline-Persönlichkeitsstörung.

c) Mindfulness-Based Cognitive Therapy (MBCT)

Das britisch-amerikanische Forscherteam Segal, Williams und Teasdale [2009] veröffentlichte in den 1990er Jahren das Programm „Mindfulness-Based Cognitive Therapy" zur Rückfallprophylaxe bei Depressionen. Das Programm dient also nicht der Akutbehandlung der Depression, sondern leitet die Betroffenen an, Rückfällen vorzubeugen. Das Programm umfasst 8 wöchentlich stattfindende Gruppensitzungen à 150 Minuten und 4 weitere Sitzungen nach einem Jahr. Neben klassischen kognitiv-verhaltenstherapeutischen Methoden finden achtsamkeitsbasierte Interventionen Anwendung. Die Themen der 8 Gruppensitzungen sind:
- Der Autopilot
- Umgang mit Hindernissen
- Achtsames Atmen
- Im gegenwärtigen Augenblick verweilen
- Zulassen und Akzeptanz

- Gedanken sind keine Tatsachen
- Wie kann ich am besten auf mich aufpassen?
- Das Gelernte anwenden, um mit Gefühlen in der Zukunft besser umgehen zu können.

Der Ansatz basiert auf der Hypothese, dass sowohl die schnelle Aktivierbarkeit negativer Grundannahmen als auch das passive Grübeln Risikofaktoren für Rückfälle darstellen. Im MBCT wird mittels Achtsamkeit die Distanzierung beziehungsweise Dezentrierung von Bewertungen gefördert. Das ermöglicht einen Ausstieg aus den automatisierten Bewertungsprozessen und begünstigt funktionale Kognitionen. Die Wahrscheinlichkeit des Auftretens von Rezidiven nach Absolvierung des Trainings gilt als signifikant reduziert [Teasdale et al. 2000; Ma und Teasdale 2004].

d) Acceptance-and-Commitment-Therapy (ACT)

Die Acceptance-and-Commitment-Therapy wurde von den amerikanischen Psychologen Hayes, Strosahl und Wilson [1999] in den 1990er Jahren als störungsübergreifendes und empirisches Therapiekonzept formuliert. In der ACT werden sowohl Akzeptanz als auch Achtsamkeitsstrategien eingesetzt. Übergeordnetes Ziel der Therapie ist die Erhöhung der psychischen Flexibilität, um die wechselnden Anforderungen des Lebens besser bewältigen zu können. ACT beruht auf dem Erlernen von Akzeptanz und Achtsamkeit gegenüber Gedanken und Gefühlen, der Auswahl und aktiven Verfolgung von eigenen Werten und Lebenszielen, was durch 6 Behandlungsprinzipien erreicht werden soll [vgl. Eifert 2011]:
- Kognitive Defusion
- Akzeptanz und Bereitwilligkeit
- Achtsamkeit
- Bewusste Wahrnehmung des Selbst als Kontext
- Entwickeln von Werten und Lebenszielen
- Engagiertes Handeln im Sinne der Ziele

Von Anfang an waren Steve Hayes und seine Mitarbeiter um die empirische Fundierung und Evaluation ihrer Arbeit bestrebt, sodass die Anwendung von ACT vor dem Hintergrund vorliegender Wirksamkeitsstudien als gerechtfertigt gilt [vgl. Sonntag 2004].

e) Metakognitiver Ansatz

Der metakognitive Ansatz des britischen Psychologen Adrian Wells [2000, 2011] fokussiert die maladaptive Selbstregulation. Die Behandlung zielt auf die Modifikation von Metakognitionen ab. Wells unterscheidet bei der Informationsverarbeitung zwischen dem Objektmodus und dem metakognitiven Modus. Im Objektmodus hat der Patient keine Distanz zu seinen Kognitionen, während er im metakognitiven Modus die Gedanken als Produkt seiner eigenen Informationsverarbeitung einschätzen kann. Metakognitionen werden somit als Kognitionen über die eigenen Kognitionen definiert. Ziel des therapeutischen Prozesses ist es, die störungsaufrechterhaltenden Kognitionen wahrzunehmen und zu verändern. Achtsamkeit wird als Intervention eingesetzt, metakognitive Prozesse zu identifizieren. Das ermöglicht den Einsatz weiterer klassischer, kognitiv-verhaltenstherapeutischer Techniken zur Veränderung der Metakognitionen. Dieses Modell der Informationsverarbeitung wurde störungsunspezifisch formuliert, aber störungsspezifisch für die Zwangsstörung und Generalisierte Angststörung, nachgewiesen [Wells 1997, 2000, 2008].

f) Mindfulness-Based Relapse Prevention (MBRP)

Der kanadisch-amerikanische Psychologieprofessor Alan Marlatt [2002] schlug vor, Achtsamkeit in der Therapie von Abhängigkeitserkrankungen einzusetzen. Ziel ist es, dass abstinente Patienten den drogenfreien Zustand für sich besser akzeptieren können. Achtsamkeit könne helfen, das Verlangen nach psychotrop wirkenden Substanzen genauer wahrzunehmen und zu erkennen, dass der Zustand des Verlangens auch wieder vorübergehe. Durch das Widerstehen gegenüber dem Craving wird die Selbstwirksamkeit des Betroffenen gestärkt. Im Hinblick auf die Rückfallprophylaxe wird der Einsatz von Achtsamkeit als sinnvoll angesehen. Automatisch ablaufende Prozesse im Rahmen des Abstinenzverletzungseffekts, die häufig einem ausgeprägten Rückfall vorausgehen, sollen durch Achtsamkeit bewusster und damit der Veränderung zugänglich gemacht werden.

Das Programm „Mindfulness-Based Relapse Prevention" wurde auf der Grundlage von achtsamkeitsorientierten Verfahren und der Rückfallpräventionstherapie von Marlatt entwickelt. Im Vergleich mit einer Standardtherapie erzielten die Teilnehmer des 8-wöchigen Gruppenprogramms mehr Akzeptanz und Achtsamkeit, ein geringeres Craving und geringere Konsumraten.

g) Compassion-Focused Therapy

Der britische Psychologe Paul Gilbert [2006, 2009a, b] gilt als neuerer Vertreter einer Achtsamkeit integrierenden Psychotherapie. Compassion-focused therapy (Mitgefühl-fokussierende-Therapie) ist ein multimodaler Ansatz, der buddhistische Philosophie, neurobiologische Forschung zur Emotionsregulation und Psychotherapieforschung integriert. Ziel ist eine verbesserte Emotionsregulation der Patienten. Bei Problemen mit starken Schamgefühlen und hoher Selbstkritik dominiert nach dieser Theorie das Bedrohungs-Angst-System, welches durch einen Mangel an Fertigkeiten in Beruhigung, Versicherung und Mitgefühl mit sich selbst aufrechterhalten bleibt. Das Training von Mitgefühl erhöht einerseits mittels klassisch kognitiv-verhaltenstherapeutischen Techniken wie beispielsweise Selbstinstruktionsübungen oder Imagination und andererseits durch eine achtsam-mitfühlende Haltung diese Emotions-Regulationsfertigkeiten. Im deutschen Sprachraum findet sich am ehesten eine Entsprechung bei Potreck-Rose und Jacob [2003].

2.4 Fazit

In den 1990er Jahren wurde das Konstrukt Achtsamkeit, das seinen Ursprung in der buddhistischen Tradition hat, in die Verhaltenstherapie integriert. Achtsamkeit wird dabei als Einzeltechnik eingesetzt und auch als übergreifende Haltung vermittelt.

3 Wirkung und Wirksamkeit von Achtsamkeit

„Wenn wir die Aufmerksamkeit pflegen und fördern, sollten wir uns klarmachen, dass es sich hierbei um ein hocheffizientes Werkzeug handelt, das man am besten für etwas verwendet, das zur Befreiung von Leid beiträgt. (…) Was auch immer geschieht, man leidet weniger unter emotionalen Turbulenzen und erfreut sich einer höheren emotionalen Stabilität. Es bringt eine Menge Vorteile, die reine Achtsamkeit auf den gegenwärtigen Augenblick zu erhalten, ohne den Geist mit allerlei Hirngespinsten voll laufen zu lassen." [Singer und Ricard 2008, S. 81]

3.1 Psychophysiologische Effekte von Meditation

Beim Üben von Achtsamkeit wird zwischen der formellen und informellen Praxis unterschieden. Die formelle Praxis kann mit klar strukturierten meditativen Praktiken wie etwa der Atem- oder Sitzmeditation gleichgesetzt werden. Die informelle Praxis bezieht sich auf Achtsamkeit im Alltagsleben. Für die formelle Meditation liegen Daten im Hinblick auf die physiologischen und psychischen Effekte vor. Auf physiologischer Ebene werden die Auswirkungen der vagotonen Aktivierung beschrieben:
- Verlangsamung und Gleichmäßigkeit der Atmung
- Reduktion des Sauerstoff-Verbrauchs
- Verminderung der Herzschlagfrequenz
- Abnahme der Schweißbildung
- Abnahme des arteriellen Blutdrucks
- Tonusminderung der Skelettmuskulatur
- Zunahme der Hautleitfähigkeit

Richard Davidson [im Überblick: Davidson und Lutz 2008; Davidson et al. 2003] erforschte an buddhistischen Mönchen die neuropsychologischen Effekte von Meditation. Seine und weitere Studien [im Überblick: Hilbrecht 2010; Ott 2010; Singer und Ricard 2008] zeigten, dass synchrone Gammawellen in verschiedenen Hirnregionen bei geübten Meditierenden während der Meditation auftreten. Gamma-Wellen sind ein Indiz dafür, dass starke Konzentration, Lernprozesse oder eine Aktivität im Gehirn zur Verarbeitung mehrerer Sinnesreize stattfinden. Die Aufmerksamkeit und Konzentration sind dabei stark erhöht. Andere Studien konnten eine Aktivierung des präfrontalen Kortex, eine Zunahme der grauen Substanz in verschiedenen Bereichen und eine verringerte Aktivierung der Amygdala zeigen. Das deutet darauf hin, dass die Emotionsregulation zunimmt und Missempfindungen wie Schmerz oder Übererregung deutlich abgemildert werden können. „The reviewed findings suggest that the sustained efforts of meditation practitioners to modulate attention, arousal, and emotional responses could change the underlying neural circuitry in the thalamus, hippocampus, orbitofrontal cortex, and brainstem." [Ott et al. 2011, S.124]

Eine erhöhte Antikörperproduktion und Kortisolreduktion, die auf eine Stärkung des Immunsystems hinweisen, konnten ebenfalls bei Achtsamkeitstrainierenden nachgewiesen werden [vgl. z.B. Lazar et al. 2005; Lutz et al. 2008; Hölzel et al. 2011]. Qualitative Studien, die sich auf die Achtsamkeitsbasierte Kognitive Verhaltenstherapie (MBCT) beziehen, konnten mit Hilfe von Interviews der Patienten aufzeigen, dass die Wahrnehmung positiver Emotionen und unterstützender Beziehungen mit der Therapie zunahmen [vgl. Williams et al. 2006, 2011; Allen et al. 2009; Fredrickson et al. 2008]. Diese Ergebnisse werden durch eine Studie unterstützt, die mittels eines Smartphones und einer spezifischen Applikation namens „track your happiness" die Achtsamkeit im Alltag untersuchte. Dabei wurden 2250 Personen zwischen 18 und 88 Jahren mithilfe ihres Smartphones nach aktuellen Gedanken, Aktivitäten und Gefühlen gefragt. Die Hälfte der Zeit waren die Untersuchten nicht mit dem Hier und Jetzt beschäftigt, was nach den durchgeführten Analysen letztlich mit Unglücklichsein verbunden zu sein scheint [Killingsworth und Gilbert 2010].

3.2 Wirkungsweise der Achtsamkeit

„Das reine Beobachten bewirkt ein heilsames Verlangsamen in der Impulsivität des Denkens, Fühlens, Reden und Handelns." [Nyanaponika 2000, S. 130]

Es gibt verschiedene Hypothesen zu den Wirkmechanismen von Achtsamkeit in der Therapie. Zusammenfassend gilt die Wahrnehmung und Distanzierung von automatisch ablaufenden Prozessen im Sinne des metakognitiven Bewusstseins als wahrscheinlichster Hauptwirkfaktor [Kuyken et al. 2011; Wells 2011; Williams, Duggan, Crane und Fennell 2006; Teasdale et al. 2002]. Die angenommenen Mechanismen werden im Folgenden dargestellt.

a) Dezentrierung

Automatisierte kognitive Muster wirken bei verschiedenen psychischen Störungen aufrechterhaltend oder Rückfall auslösend. Beispielsweise bilden nach Segal, Williams und Teasdale [2002] sowohl die rasche Aktivierbarkeit negativer Grundannahmen wie auch der durch Grübeln charakterisierte Denkstil ein Rückfallrisiko für depressive Erkrankungen. Die nichtbewertende Wahrnehmung unterbricht automatisierte Gedankenabfolgen und kann damit den automatischen Einstieg in die Selbstabwertung und den Teufelskreis der Depression verhindern. Diese Dezentrierung von Wahrnehmung und Bewertung, auch metakognitive Einsicht genannt, kann als eine Voraussetzung gesehen werden, um neue kognitive und emotionale Prozesse zu ermöglichen.

b) Desidentifikation
Hayes et al. [1999] erklären, dass das Beobachten von kognitiven Prozessen die Trennung von Ich und Prozess ermöglicht. Desidentifikation bedeutet also eine Trennung von Beobachter und Beobachtetem, wobei – anders als bei der Dissoziation – der Kontakt zu den Wahrnehmungen und Gefühlen gegeben ist. Durch das Training von Achtsamkeit erhöht sich die Fertigkeit, eine neutrale Beobachterposition einzunehmen, die Abstand zum aktuellen Geschehen bietet und eine gute Voraussetzung für selbstregulative Mechanismen darstellt.

c) Aufmerksamkeitsregulation und Aufmerksamkeitslenkung
Singer und Ricard [2008] bezeichnen die Übung von Achtsamkeit, also die Aufmerksamkeitslenkung auf die Gegenwart, als das Erlernen einer Fertigkeit. Smith [2004] erklärt die Aufmerksamkeitslenkung als psychologischen Wirkfaktor bei achtsamkeitsbasierten Interventionen. Mit einer achtsamen Haltung kann die Aufmerksamkeit gesteuert werden und somit Routinen der Informationsverarbeitung unterbrochen werden. Für die Informationsverarbeitung bedeutet es, dass eine Situation achtsam wahrgenommen wird, ohne in Bewertungsprozesse einzusteigen oder vorschnell Details der Situation auszublenden. Damit kann Achtsamkeit eine Methode sein, die Abstand von automatisch ablaufenden Prozessen schafft.

d) Verringerung der Erlebnisvermeidung
Ein zentraler aufrechterhaltender Faktor psychischer Störungen ist die Vermeidung von starken oder als unangenehm erlebten Emotionen [vgl. Eifert 2011]. Achtsamkeitsbasierte Interventionen fokussieren auf die Wahrnehmung des gegenwärtigen Moments, ohne dass diese Wahrnehmung bewertet wird. Vermeidung wird somit unterbrochen. Das eröffnet die Möglichkeit, bisher vermiedene Emotionen in das Erleben, das Selbstkonzept und wieder in den Alltag zu integrieren.

3.3 Wirksamkeit von achtsamkeitsbasierten therapeutischen Interventionen

Die Effektivität von Achtsamkeit wurde in verschiedenen Meta-Analysen untersucht.

Baer [2003] kommt trotz vorhandener empirischer Schwächen einzelner Arbeiten insgesamt zu einem positiven Ergebnis. Achtsamkeit gilt nach Baer [2003] als „wahrscheinlich effektiv" bei verschiedenen Störungen. Die Meta-Analyse von Grossmann, Niemann, Schmidt und Walach [2004] bezieht sich vorwiegend auf Forschung zum Ansatz der Mindfulness-Based Stress Reduction (MBSR). Auch ihr Ergebnis zeigt die Wirksamkeit achtsamkeitsbasierter Interventionen auf: „Tatsächlich weisen die konsistenten und relativ ausgeprägten Effektstärken über verschiedene Stichprobentypen hinweg darauf hin, dass achtsamkeitsbasierte Interventionen sowohl allgemeine Merkmale des Umgangs mit Störungen und Behinderungen im Alltagsleben verbessern, als auch unter den außergewöhnlichen Bedingungen schwerer Störungen oder Belastungen." [Grossmann et al. 2004, S. 714]

Öst [2008] hat eine meta-analytische Untersuchung der neueren kognitiv-verhaltenstherapeutischen Ansätze unternommen. Dabei untersuchte er einerseits Interventionsstudien achtsamkeits- und akzeptanzbasierter Ansätze wie ACT und DBT, andererseits Ansätze wie Cognitive Behavioral Analysis System of Psychotherapy (CBASP), Functional Analytic Psychotherapy (FAP) und Integrative Behavioral Couple Therapy (IBCT). Seine Meta-Analyse verweist auf die methodischen Schwächen der vorliegenden Studien und fordert eine stärkere empirische Fundierung. Dabei weist er auf die bessere empirische Fundierung von DBT und ACT hin, die über einige randomisierte und kontrollierte Studien verfügen.

In einer Metaanalyse von Hofmann und Kollegen [Hofmann et al. 2010] wurden verschiedene Studien zu Achtsamkeitsbasierter Therapie (MBSR und MBCT) bei Generalisierter Angststörung, Depression, aber auch bei Krebserkrankungen und anderen körperlichen Erkrankungen untersucht. Zusammenfassend konnten gute Effektgrößen von 0.95 bis 0.97 bei Angststörungen und affektiven Störungen gefunden werden.

Zusammenfassend lässt sich festhalten, dass achtsamkeitsbasierte Verfahren eine zunehmende empirische Untersuchung und Absicherung erfahren. Die Wirksamkeit von MBSR, MBCT, DBT und ACT scheint gesichert, wobei der Nachweis der Wirksamkeit und Effektivität im Vergleich mit klassisch kognitiven Verfahren weitestgehend noch aussteht. Vor diesem Hintergrund halten Fennell und Segal [2011] die Verbindung von östlicher und westlicher Tradition, wie sie beispielsweise in der Achtsamkeitsbasierten Therapie für Depressionen (MBCT) deutlich wird, für fruchtbar und langfristig vielversprechend.

4 Achtsamkeitsbasierte Interventionen bei häufigen Störungsbildern

4.1 Abhängigkeitserkrankungen

Suchterkrankungen gehören zu den häufigsten psychischen Erkrankungen in Deutschland, wobei die Alkohol- und Tabakabhängigkeit den größten Teil bilden. Es rauchten im Jahr 2009 circa 16 Millionen der in Deutschland lebenden Erwachsenen. Als alkoholabhängig gelten ungefähr 1,3 Millionen Deutsche und 9,5 Millionen gelten als riskant Konsumierende. Dabei liegt der Pro-Kopf-Gebrauch von reinem Alkohol bei ungefähr 10 Litern, wodurch Deutschland im oberen Zehntel Europas liegt [vgl. Drogenbeauftragte des Bundesministeriums für Gesundheit 2009].

Exemplarisch für die Abhängigkeitsstörungen wird in diesem Kapitel die Alkoholabhängigkeit behandelt. Sowohl klassische Behandlungsansätze als auch die achtsamkeitsbasierten Interventionen werden bei anderen Suchterkrankungen in vergleichbarer Weise angewendet.

In der ICD-10 sind die alkoholassoziierten Störungen unter F10 zu finden:

F 10 Psychische und Verhaltensstörungen durch Alkohol
F10.0 Akute Intoxikation (akuter Rausch)
F10.1 Schädlicher Gebrauch
F10.2 Abhängigkeitssyndrom
F10.3 Entzugssyndrom
F10.4 Entzugssymptom mit Delir
F10.5 Psychotische Störung
F10.6 Amnestisches Syndrom
F10.7 Restzustand und verzögert auftretende psychotische Störung
F10.8 Sonstige psychische und Verhaltensstörungen
F10.9 Nicht näher bezeichnete psychische und Verhaltensstörungen

---

Zentrales Merkmal der Alkoholabhängigkeit ist das starke Verlangen Alkohol zu konsumieren. Dieser Konsum unterliegt nicht mehr einer rational gesteuerten Kontrolle des Betroffenen. Der Abhängige trinkt weiter, obwohl er weiß, dass er sich durch den fortgesetzten Konsum stark schädigt. Im Zug der Abhängigkeitsentwicklung rückt die Beschaffung und das Konsumieren des Alkohols immer mehr ins Zentrum des Lebens, wodurch andere Bereiche wie soziale Bindungen, Arbeit oder Freizeitinteressen vernachlässigt werden. Im Lauf der Zeit entwickelt sich eine Toleranz gegenüber der psychotropen Substanz, was bedeutet, dass immer größere Mengen konsumiert werden müssen, um denselben Effekt zu erzielen. Wird der Konsum verhindert, kommt es zu körperlichen Entzugserscheinungen, die bis zum Delirium reichen können. Erklärungsmodelle für die Entstehung und Aufrechterhaltung von Suchterkrankungen gibt es viele. Das biopsychosoziale Drei-Faktoren-Modell stellt das umfassendste zur Entstehung einer Abhängigkeit dar. Das von Feuerlein [2005] und Soyka, Küfner und Feuerlein [2007] dargelegte Modell wurde von Tretter und Müller [2001] weiter differenziert und stellt die interagierenden Zusammenhänge der Faktoren Person, Droge und Umwelt her. Der Teufelskreis der Sucht [vgl. Küfner und Bühringer 1996] wird durch intrapsychische, neurobiologische und psychosoziale Faktoren moderiert. Zur Aufrechterhaltung der Störung bietet das kognitiv-behaviorale Rückfallmodell von Marlatt und Gordon [1985] gute Aufklärung. Im deutschsprachigen Raum ist es bei Lindenmeyer [2005] dargestellt: Aus einer unausgewogenen Lebenssituation heraus trifft ein Betroffener eine scheinbar unwichtige Entscheidung, die in eine Risikosituation führt, was einen Rückfall wahrscheinlicher macht. Die Bewältigungsfertigkeiten und die Abstinenzzuversicht entscheiden hier über Abstinenz oder Konsum. Kommt es zu einem Rückfall, treten häufig Schuld- und Schamgefühle auf, der Betroffene ist enttäuscht von sich. Diese schwierige emotionale Situation löst wiederum Verlangen aus und mindert die Abstinenzzuversicht.

4.1.1 Verhaltenstherapeutische Behandlung

Das Ziel in der Behandlung Abhängiger ist in der Regel die Abstinenz vom Suchtmittel. Das wird zum einen direkt im konkreten Umgang mit der legalen oder illegalen Droge erreicht, zum anderen indirekt durch die Behandlung der der Abhängigkeit zugrunde liegenden Probleme oder komorbiden Störungen. Körperliche Entgiftung vom Suchtmittel ist die Voraussetzung für eine psychotherapeutische Behandlung, in der nach einer Motivierungsphase die Abstinenz gefestigt und Rückfällen entgegengewirkt wird. Klassische verhaltenstherapeutische Maßnahmen hierzu sind Stimuluskontrolle, Alkoholablehntraining, Selbstinstruktionstraining oder Cue Exposure. Um zugrunde liegende Probleme zu behandeln, können alle verhaltenstherapeutischen Interventionen zur Anwendung kommen. Häufig werden Rollenspiele zum Erwerb von Fertigkeiten im Bereich der Selbstsicherheit und Kommunikation genutzt. Aus der ganzen Bandbreite der kognitiven Verfahren werden einzelne Interventionen eingesetzt, um Grundüberzeugungen zu reflektieren und dysfunktionale Kognitionen zu verändern. Emotionsfokussiertes Vorgehen ermöglicht die Wahrnehmung und Veränderung von Gefühlen, die eine Rolle bei der Entstehung und Aufrechterhaltung der Abhängigkeit spielen.

4.1.2 Ansatzpunkte für achtsamkeitsbasierte Interventionen

Dem Bedürfnis eines Abhängigen, durch eine psychotrope Substanz die Empfindungen verändern zu wollen, liegt das Unvermögen zugrunde, zu diesem Zeitpunkt einen unangenehmen körperlichen oder seelischen Zustand auszuhalten. Die Substanz wird mit dem Ziel konsumiert, bestimmte Gefühle oder Körperempfindungen nicht mehr zu spüren. Diese Vermeidung hält die Abhängigkeitserkrankung aufrecht. Ein wesentlicher Ansatzpunkt für achtsamkeitsbasierte Interventionen liegt darin, die Toleranz und Akzeptanz von bislang vermiedenen Zuständen wie Angst, starker Erregung, Traurigkeit, Schmerzen, Unsicherheit oder körperlichen Entzugserscheinungen zu erhöhen. Denn auch wenn durch klassische verhaltenstherapeutische Arbeit und medizinische Maßnahmen unangenehme Zustände seltener auftreten oder besser bewältigt werden können, ist es wichtig, dass ein Betroffener lernt, diese Empfindungen als normale Empfindungen zu akzeptieren, die nicht zwangsläufig vermieden werden müssen. Ein weiterer Aspekt ist, dass abhängiges Konsumverhalten sehr automatisiert abläuft. Achtsamkeit hat immer zum Ziel, einen Deautomatisierungsprozess einzuleiten. Die Unterbrechung automatisierten Verhaltens stellt eine wesentliche Möglichkeit für selbstregulierende Verhaltensweisen dar und ist somit ein entscheidender Faktor in der Verhinderung von Rückfällen.

4.1.3 Exemplarische Übung: Die Ampel des Verlangens

Übung nach Kröger und Lohmann [2007]
Ziel der Übung
Das Ziel der folgenden Übung ist die Psychoedukation des Patienten zu unterschiedlichen Spannungszuständen und Alarmhinweisen, die je nach Spannungszustand unterschiedliches Vorgehen und gegebenenfalls Achtsamkeitsübungen zur Bewältigung und Toleranz erfordern können.

> **Psychoedukative Einheit**
> Sie wissen, dass das Verlangen nach Ihrem Suchtmittel sehr unterschiedlich ausgeprägt sein kann. Manchmal schießt Ihnen nur ein Bild oder ein Gedanke daran durch den Kopf, manchmal denken Sie länger daran und manchmal sind Sie gefangen von dem Impuls, konsumieren zu wollen. Je nachdem wie stark Ihr Verlangen ausgeprägt ist, sind andere Reaktionen darauf sinnvoll. Um optimal mit dem Verlangen umgehen zu können, lernen Sie zunächst, die Stärke des Verlangens einzuschätzen. Stellen Sie sich dazu eine Ampel mit den bekannten Farben grün-gelb-rot vor. In der grünen Phase ist das Verlangen schwach ausgeprägt, es gibt mal ein paar Gedanken an das Suchtmittel, aber die halten nicht lange an. In der gelben Phase

ist das Verlangen deutlich stärker, die Gedanken an den Konsum steigern sich, Phantasien über die Wirkung treten auf, die Anspannung steigt. Die Konzentration auf andere Tätigkeiten ist eingeschränkt. In der roten Phase erscheint es fast unmöglich, dem Drang zum Konsum zu widerstehen, die Aufmerksamkeit ist ganz diesem Zwang untergeordnet. In den 3 Ampelphasen sind unterschiedliche Vorgehensweisen sinnvoll:

Grüne Phase: Gibt es ab und zu ein paar aufblitzende Gedanken an das Suchtmittel, ist es am besten, diese wahrzunehmen und dann zu ignorieren. Machen Sie mit dem weiter, was die Situation gerade erfordert. Spielen Sie weiter mit den Kindern, lesen Sie weiter die Zeitung, leiten Sie weiter eine Konferenz oder legen Sie weiter ein Elektrokabel. Fahren Sie mit dem fort, was Sie gerade tun.

Gelbe Phase: In dieser Phase ist das Verlangen schon so stark, dass Sie es nicht mehr ignorieren können und sollten. In dieser Situation haben Sie verschiedene Möglichkeiten, auf das Verlangen zu reagieren. Das Motto in dieser Phase ist: Distanzierung. Sie setzen hier gezielt Methoden ein, um eine innere Distanz zum Verlangen zu bekommen. Hilfreich ist die „Da ist ..."-Distanzierung (s. II, S. 70), die Sie schon gelernt haben oder eine Atemmeditation (s. II, S. 67). Auch Koordinationsübungen (s. II, S. 74) können jetzt eine gute Alternative sein.

Rote Phase: Ist das Verlangen sehr groß, ist es das Beste, sich voll auf diesen Zustand zu konzentrieren und zu akzeptieren, dass Sie jetzt in einer herausfordernden Situation sind. Sie benötigen nun Ihre volle Aufmerksamkeit, um mit dem starken Verlangen umzugehen. Sie haben schon einige Maßnahmen gelernt, die Sie in so einem Notfall anwenden können. Dazu gehört es, einen Helfer anzurufen, die Situation zu verlassen oder sich ermutigende Sätze zu sagen. Eine weitere Möglichkeit ist es, sich ganz auf einen starken Reiz zu konzentrieren. Sie könnten beispielsweise einen Tropfen Tabasco auf die Zunge tropfen, ein starkes Minzbonbon oder Eiswürfel lutschen oder einen Igelball in die Hand drücken. Konzentrieren Sie sich ganz auf die Empfindungen, die Sie haben, wenn Sie diese Reize wahrnehmen. Es ist gut, wenn Sie verschiedene Möglichkeiten ausprobieren und dann griffbereit haben, um Sie in einer Notfallsituation anwenden zu können.

Anmerkung

Die Psychoedukation wird mit dem Patienten gemeinsam erarbeitet und an Beispielen aus der bisherigen Therapie verdeutlicht. Die einzelnen Techniken müssen mit dem Betroffenen im weiteren Verlauf erarbeitet werden. Beim Thema Craving sollte der Therapeut immer sehr genau auf das Gegenüber achten, da Gespräche über Suchtmittel Craving auslösen können. Der Schwerpunkt der Therapiestunde liegt deshalb auf den Bewältigungsstrategien.

Transfer
Die Ampel des Verlangens kann immer wieder zur Selbsteinschätzung eingesetzt werden, um den Grad des Cravings zu erfassen und entsprechend darauf reagieren zu können. Es zeigt sich im Verlauf einer Therapie, welche Interventionen für einen Patienten die wirkungsvollsten sind. Aufgabe des Therapeuten ist, den Betroffenen zu regelmäßigem Üben dieser Techniken zu motivieren, damit er ein sicheres Verhaltensrepertoire hat, auf das er jederzeit und unter hohem Stress zurückgreifen kann.

> **Cave!**
> Auch bei achtsamkeitsbasierten Interventionen sind die Prinzipien der Therapie mit Abhängigen immer zu berücksichtigen, es wird also beispielsweise regelmäßig therapeuteninitiativ nach dem aktuellen Konsum von Substanzen gefragt.

4.2 Depressive Störungen

Als Lebenszeitprävalenzraten werden für Depressionen 5 bis 20% angegeben und somit gelten sie als häufigste psychische Störung. Bei bis zu 75% aller Depressionsdiagnosen wird eine komorbide Störung festgestellt. Depressive Episoden haben unbehandelt eine Dauer von ungefähr 7 Monaten und verlaufen nur bei 50% der Patienten singulär. Die Wahrscheinlichkeit eines erneuten depressiven Rezidivs erhöht sich nach 2 Episoden auf 70% und liegt nach der dritten Episode bei 90%. Steigendes Lebensalter geht mit einem steigenden Risiko für weitere depressive Episoden einher.

In der ICD-10 finden sich die unipolaren Depressionsdiagnosen bei den affektiven Störungen. Die Depression wird unter F32 und F33 mit folgenden Untergruppen codiert:

F32 Depressive Episode
F32.0 Leichte depressive Episode
F32.1 Mittelgradige depressive Episode
F32.2 Schwere depressive Episode ohne psychotische Symptome
F32.3 Schwere depressive Episode mit psychotischen Symptomen
F32.8 Sonstige depressive Episoden
F32.9 Depressive Episode, nicht näher bezeichnet

F33 Rezidivierende depressive Störung
F33.0 Rezidivierende depressive Störung, gegenwärtig leichte Episode
F33.1 Rezidivierende depressive Störung, gegenwärtig mittelgradige Episode
F33.2 Rezidivierende depressive Störung, gegenwärtig schwere Episode ohne psychotische Symptome

F33.3 Rezidivierende depressive Störung, gegenwärtig schwere Episode mit psychotischen Symptomen
F33.4 Rezidivierende depressive Störung, gegenwärtig remittiert
F33.8 Sonstige rezidivierende depressive Störungen
F33.9 Rezidivierende depressive Störung, nicht näher bezeichnet

Depressive Störungen zeichnen sich durch die Veränderung der Stimmung, der Interessen und des Antriebs aus. Die Betroffenen leiden unter niedergeschlagener Stimmung, Interessen- und Antriebsverlust. Häufig sind die Konzentration, der Schlaf und der Appetit vermindert. Gedanken sind eingeengt auf negative Inhalte, Selbstwert und Selbstvertrauen sind gemindert. Bei ausgeprägten Depressionen können Suizidgedanken und -handlungen Symptome der Erkrankung sein. Wie bei allen psychischen Störungen wird heute von einem multifaktoriellen Erklärungsmodell zur Entstehung der Depression ausgegangen [Aldenhoff 1997; Deutsche Gesellschaft für Psychiatrie, Psychotherapie und Nervenheilkunde 2010]. Dieses integriert biologische wie genetische Prädispositionen, körperliche Erkrankungen, hormonelle Faktoren und psychologische Aspekte wie Lernerfahrungen, Stressverarbeitung und interpersonelle Probleme.

4.2.1 Verhaltenstherapeutische Behandlung

Die kognitiv-verhaltenstherapeutische Behandlung basiert insbesondere auf der Verstärkerverlusttheorie nach Lewinsohn, der Theorie der gelernten Hilflosigkeit nach Seligman sowie der kognitiven Theorie nach Beck. Die Säulen der klassischen Depressionstherapie stellen Aktivitätenaufbau, Modifikation dysfunktionaler Kognitionen und soziales Kompetenztraining dar. Ein neuerer verhaltenstherapeutischer Ansatz ist das Cognitive Behavioral Analysis System for Psychotherapy (CBASP) nach McCullough [2000, 2003, 2006], welches spezifisch zur Behandlung chronischer Depressionen entwickelt wurde. Der Fokus liegt hierbei auf interpersonellen Situationsanalysen, um Patienten die Gelegenheit zur Wahrnehmung, Analyse und Veränderung der Interaktion mit ihrer sozialen Umwelt zu geben. CBASP soll neben der Symptomreduktion auch das Rezidivrisiko senken. Innerhalb der ersten 4 bis 8 Wochen einer kognitiven Verhaltenstherapie sprechen bereits 50 bis 70% der Betroffenen auf die Therapie an. Schwere depressive Episoden sollen nach der Leitlinientherapie nur in Kombination mit einer antidepressiven Medikation psychotherapeutisch behandelt werden.

4.2.2 Ansatzpunkte für achtsamkeitsbasierte Interventionen

Die klassische Behandlung der akuten Depression ist wirksam und gut überprüft. Die größte therapeutische Herausforderung stellt die Rückfallhäufigkeit dar. Offenbar reichen die klassischen Behandlungsansätze nicht aus, um längerfristig das Auftreten depressiver Episoden zu verhindern. Erfolg versprechend ist das Programm der Achtsamkeitsbasierten Kognitiven Therapie (MBCT) zur Rückfallprophylaxe bei Depressionen von Segal, Willams und Teasdale [2009]. Verursachend für Rückfälle wird unter anderem die leichte Aktivierbarkeit negativer Grundannahmen in Kombination mit passivem Grübeln eingeschätzt. Diesen Mechanismen versucht die achtsamkeitsbasierte kognitive Therapie zu begegnen. Das bewusste Sein im Hier und Jetzt soll einerseits das passive Grübeln, andererseits den automatischen Einstieg in die Selbstabwertung und somit den Teufelskreis der Depression verhindern.

4.2.3 Exemplarische Übung: Sitzmeditation

a) Vorbereitung der Übung

Sie wissen aus Ihrer bisherigen Therapie, dass Gedanken ganz wesentlich unsere Stimmung beeinflussen, und Sie haben erfahren, dass eine Veränderung der Gedanken Ihre Stimmung positiv verändern kann. Sie haben oft geübt, angemessene Gedanken zu entwickeln und sie in vielen Situationen anzuwenden. Das ist sehr gut. Nun wissen wir, dass wir oft im Alltag nicht sehr aufmerksam sind. Wir erledigen unsere Aufgaben, schauen fern oder essen etwas. Meistens ist dazu nicht die volle Aufmerksamkeit notwendig, vieles geschieht automatisch. Das ist auch gut so, denn wenn wir jedes Mal lange darüber nachdenken müssten, wie man ein Glas Wasser trinkt oder die Zähne putzt, würden wir unseren Alltag kaum bewältigen können. Dieser Zustand, in dem wir nicht aufmerksam sind, birgt aber auch das Risiko, dass unsere Gedanken in alte Muster zurückfallen. Man kann sich das Gehirn wie einen Dschungel vorstellen. In ihm gibt es Trampelpfade, Gedanken, die schon 10 000-mal gedacht wurden. So ein Trampelpfad könnte sein, dass Sie denken: „Keiner mag mich", falls Sie die Kassiererin im Supermarkt nicht freundlich anschaut. Rutschen Sie den Trampelpfad im übertragenen Sinn herunter, so kann es sein, dass Sie sich traurig und wertlos fühlen. Nun haben Sie in der Therapie neue Wege eingeschlagen, sie haben also mit der Machete das Gestrüpp aus dem Weg geräumt und gelernt, dass Ihr Wert nicht davon abhängt, ob eine Kassiererin sie anlächelt oder nicht. Die alten Trampelpfade sind aber noch da, auch wenn Sie neue Wege gehen können. Das Gehirn vergisst die alten Verknüpfungen nicht. Geht man zu unaufmerksam durchs Leben, können viele Situationen wieder die alten Gedanken und damit verbundenen Gefühle auslösen. Deshalb ist es wichtig, dass wir immer wieder eine Möglichkeit haben, aufmerksam und achtsam zu sein und somit nur den gegenwärtigen Augenblick wahrzunehmen. Das schützt davor, in automatische Muster zurückzufallen. Sie haben dann viel bessere Chancen, bewusst zu entscheiden, ob Sie einen alten Trampelpfad oder einen neuen Weg nehmen möchten. Doch wie lernt man das? Es gibt eine Technik, die sowohl Mönche in Europa als auch in Asien seit Jahrhunderten praktizieren, die Meditation. Ursprünglich fand die Meditation also in religiösen Zusammenhängen statt. Inzwischen weiß man, dass sie auch unabhängig davon sehr wertvoll ist. Bei der Meditation geht es darum, dass man sich ganz auf den gegenwärtigen Moment konzentriert, alles offen wahrnimmt und diese Wahrnehmungen nicht bewertet. Das ist zunächst sehr ungewohnt, deshalb bedarf es auch Übung, um zu meditieren. Ich möchte Sie gleich zu einer Meditation einladen. Falls möglich, lassen Sie sich darauf ein, Sie können nichts falsch machen, versuchen Sie, nur neugierig auf etwas Neues zu sein.

b) Durchführung der Übung
Bitte setzen Sie sich auf den vorderen Teil eines Stuhls, der Rücken ist also nicht angelehnt. Versuchen Sie eine entspannte und aufrechte Haltung einzunehmen. Das ist manchmal gar nicht so einfach, wird im Lauf des Übens aber immer besser. Stellen Sie beide Füße vor sich auf. Die Hände liegen entspannt auf den Oberschenkeln. Falls Sie mögen, schließen Sie die Augen, sonst lassen Sie sie geöffnet und schauen vor sich hin. Gehen Sie Ihren Körper einmal im Geist durch und achten Sie darauf, ob es Körperregionen gibt, die besonders angespannt sind. Sie können Sie noch einmal kräftig bewusst anspannen und dann entspannt loslassen. (3 Minuten Pause) Nehmen Sie nun Ihre Atmung wahr, ohne sie zu beeinflussen. Ist sie flach, dann ist sie eben in diesem Moment flach, ist sie kurz, dann ist sie eben in diesem Moment kurz. Ihr Atem darf jetzt einfach so sein, wie er gerade ist. (3 Minuten Pause) Bleiben Sie einfach so sitzen und betrachten Sie Ihren Atem. Ihre ganze Aufmerksamkeit richtet sich auf die Wahrnehmung dieses Moments, ohne ihn zu bewerten. Wenn Ihre Gedanken wegwandern, dann nehmen Sie das wahr und kehren wieder zur Atmung zurück. Das ist ganz normal. Sie können einfach immer wieder zurückkehren zur Atmung. (3 Minuten Pause) Seien Sie freundlich zu sich und konzentrieren Sie sich immer wieder auf Ihren Atem und diesen Augenblick. (3 Minuten Pause) Nehmen Sie nur diesen Augenblick wahr, allem anderen können Sie sich später wieder in Ruhe zuwenden. (3 Minuten Pause) Bleiben Sie konzentriert, Sie erlauben es sich, jetzt nur bei sich und Ihrem Atmen zu sein. (3 Minuten Pause) Nun bereiten Sie sich auf das Ende dieser Sitzmeditation vor, kommen mit dem Bewusstsein wieder in diesen Raum, öffnen die Augen und setzen sich so hin, wie Sie jetzt möchten.

c) Reflexion der Übung
Lassen Sie uns über Ihre Erfahrungen sprechen. Wie ist es Ihnen während der Übung ergangen? Gab es Gefühle wie Angst oder Verunsicherung oder auch ganz andere? Falls Sie merken, dass Sie mit den Gedanken abschweifen, ist das sehr gut, denn nur wenn es Ihnen bewusst wird, können Sie auch immer wieder die Aufmerksamkeit auf Ihren Atem richten. Vielleicht hilft es Ihnen, wenn Sie sich sagen: „Da ist ein Gedanke, da ist ein Gefühl und so weiter."

Transfer
Da sich bei der Meditation häufig kein direkter positiver Effekt zeigt, und die Situation für viele Patienten sehr ungewohnt ist, bedarf es mitunter viel Ermutigung, Geduld und Unterstützung seitens des Therapeuten, um eine regelmäßige Meditationspraxis mit dem Betroffenen zu etablieren. Stellt die Länge der Meditation für den Patienten eine Schwierigkeit dar, können Vorübungen wie „Der Fluss" oder „Küken auf der Wiese" (s. II, S. 59, 61) eingesetzt werden. Anschließend werden kurze Atemmeditationen (s. II, S. 67) eingeführt und geübt, bevor die Länge gesteigert wird. Diese Meditation muss regelmäßig geübt werden, wenn sie der Rückfallprophylaxe dienen soll. Somit ist eine gute Einführung in die Meditationspraxis und eine Anleitung zur Etablierung in den Alltag für den Erfolg wichtig.

Cave!
Die klassische kognitive Verhaltenstherapie der Depression gilt als effektives Mittel der Wahl. Im Akutstadium einer Depression ist die achtsamkeitsbasierte Therapie nicht das geeignete Mittel. Es ist unklar, inwieweit bestimmte achtsamkeitsbasierte Interventionen möglicherweise einen Negativeffekt auf eine akute Depression haben können. Daten zur Behandlung der akuten Depression mit achtsamkeitsbasierter Therapie gelten als vorläufig [Barnhofer und Born 2011]. Anders verhält es sich bei der Rückfallprophylaxe. Hier sind achtsamkeitsbasierte Interventionen empirisch überprüft und erfolgreich. Erlernt wird im Rahmen der Rückfallprophylaxe ein achtsamer und akzeptierender Umgang mit der Restsymptomatik beziehungsweise depressiven Alltagsgefühlen. Dies fand in bisherigen Studien vorwiegend im Gruppensetting bei speziell geschulten Therapeuten statt. Dies gilt es zu beachten bei der Übertragung auf die Einzeltherapie. Für achtsamkeitsbasierte Interventionen als alleinige Methode bei depressiven Störungen gibt es zum jetzigen Zeitpunkt keine empirisch abgesicherte Grundlage [vgl. Barnhofer und Crane 2009].

4.3 Angststörungen

Angststörungen gehören zu den häufigsten psychischen Störungen. Lebenszeitprävalenzen liegen zwischen 0,5 und 15%. Unbehandelt gibt es eine starke Tendenz zur Generalisierung und Persistenz. In der ICD-10 werden Angststörungen unter F40 und F41 im Einzelnen wie folgt codiert:

F40	Phobische Störungen
F40.0	Agoraphobie
F40.00	Ohne Angabe einer Panikstörung
F40.01	Mit Panikstörung
F40.1	Soziale Phobien
F40.2	Spezifische (isolierte) Phobien
F40.8	Sonstige phobische Störungen
F40.9	Phobische Störung, nicht näher bezeichnet
F41	**Andere Angststörungen**
F41.0	Panikstörung (episodisch paroxysmale Angst)
F41.1	Generalisierte Angststörung
F41.2	Angst und depressive Störung, gemischt
F41.3	Andere gemischte Angststörungen
F41.8	Sonstige spezifische Angststörungen
F41.9	Angststörung, nicht näher bezeichnet

Gemeinsam ist allen Angststörungen, dass eine stark empfundene Angst mit hoher Anspannung oder intensiven sympathikotonen Körperreaktionen auftritt. Die internen oder externen Auslöser für die Angstreaktion sind in der Regel nicht als real bedrohlich einzuschätzen. Die Betroffenen sind trotz Einsicht in die Unangemessenheit ihrer Reaktion nicht in der Lage, durch Willensanstrengung eine wesentliche Reduktion ihrer Symptome zu erreichen. Bei allen Angsterkrankungen spielt Vermeidung eine zentrale Rolle. Das kann das Meiden bestimmter Orte, Situationen oder Tiere bedeuten wie bei den phobischen Ängsten. Im Fall der Panikstörung werden interne Reize, wie beispielsweise das Wahrnehmen des Herzschlags, vermieden. Bei der generalisierten Angststörung wird angenommen, dass durch den Automatisierungsgrad der Sorgenketten und das Springen zwischen den Inhalten eine bildliche Vorstellung der Sorgeninhalte und damit starke Emotionen vermieden werden. Die Angst vor Schamgefühlen lässt Sozialphobiker Situationen meiden, die für sie mit der Gefahr von Peinlichkeit verbunden sind. Störungsmodelle zu den verschiedenen Angststörungen gehen von einem multifaktoriellen biopsycho-sozialen Modell der Entstehung aus, welches genetisch-biologische Faktoren, Lernprozesse, situative Aspekte und psychophysiologische Aufschaukelungsprozesse integriert. Die Aufrechterhaltung wird vorwiegend im Sinn von Teufelskreisen erklärt, welche dysfunktionale Wahrnehmungs- und Bewertungsprozesse von Stimuli, damit verbundene Ängste und Vermeidungsverhalten im Sinne der operanten Konditionierung anführen [vgl. Übersichtslehrbücher wie Margraf und Schneider 2008 oder Hiller et al. 2003].

4.3.1 Verhaltenstherapeutische Behandlung

Die verhaltenstherapeutische Behandlung fußt auf 3 Elementen:
1. Psychoedukation
2. Reizkonfrontation
3. Kognitive Verfahren

Psychoedukation
Obwohl Angsterkrankungen in der Bevölkerung sehr verbreitet sind, ist das Wissen über die Störungen bei vielen Patienten gering. Sie halten sich für unnormal, befürchten verrückt zu werden und wissen nicht, dass viele andere Menschen auch unter Ängsten leiden. Deshalb ist nach der Diagnostik der erste Schritt einer Angsttherapie immer ein psychoedukativer. Die Patienten lernen ihre Symptome einzuordnen und bekommen Einblick in die Mechanismen der Genese und Aufrechterhaltung ihrer Symptome.

Reizkonfrontation
Der zentrale Faktor zur Aufrechterhaltung von Angsterkrankungen ist die Vermeidung. Durch einen externen oder internen Reiz wird beim Betroffenen eine starke, als sehr belastend und bedrohlich empfundene Angstreaktion hervorgerufen, die durch Flucht oder Vermeidung relativ schnell gelindert oder beendet werden kann. Das Vermeidungsverhalten wird also immer wieder prompt operant verstärkt. Dieser aufrechterhaltende Mechanismus ist ein Hauptansatzpunkt für verhaltenstherapeutische Interventionen in der Therapie der Angststörungen. Nach einer gründlichen kognitiven Vorbereitung des Patienten wird er mit den Angst auslösenden Reizen entweder massiert oder graduiert konfrontiert. Das kann in sensu oder in vivo erfolgen. Einen besonderen Ansatzpunkt verlangen Blut- und Spritzenphobien, bei denen zur Ohnmachtsverhinderung die sogenannte Angewandte Anspannung vor der Konfrontation trainiert wird.

Kognitive Verfahren
Gerade in der Behandlung der Generalisierten Angststörung, der Panikstörung und der Sozialphobie kommen neben der Psychoedukation und der Reizkonfrontation spezielle kognitive Interventionen zum Einsatz. Entweder werden konkrete Angst auslösende Bewertungen bearbeitet, indem beispielsweise neue Interpretationen von Reizen systematisch eingeübt werden oder es wird metakognitiv die Struktur des Denkens modifiziert.

4.3.2 Ansatzpunkte für achtsamkeitsbasierte Interventionen

Je höher die kognitive Beteiligung an der Entstehung und Aufrechterhaltung einer Angststörung ist, desto Erfolg versprechender können achtsamkeitsbasierte Interventionen als Ergänzung oder integraler Bestandteil der klassischen Methoden eingesetzt werden. Wenn Befürchtungen und Sorgen im Zentrum der Angststörung stehen, können achtsamkeitsbasierte Interventionen zu einer gewünschten Distanzierung von diesen Angst auslösenden Kognitionen führen und somit einen Angst reduzierenden Charakter haben. Zum Beispiel haben Patienten mit einer generalisierten Angststörung nach Wells ganz spezifische Annahmen über ihre Sorgen. Diese „Sorgen über die Sorgen" nennt Wells Metakognitionen oder -sorgen. Diese können positiv und negativ besetzt sein. So kann ein Betroffener denken, dass es ihm schadet, wenn er sich zu viel mit Sorgen beschäftigt, aber auch, dass Sorgen helfen können, Gefahren zu entgehen. Diese Ambivalenz hält im Sinne eines selbstverstärkenden Mechanismus die Störung mit aufrecht. Dieser Mechanismus wird mittels achtsamkeitsbasierter Interventionen durchbrochen. Den Betroffenen kann es dadurch gelingen, eine Distanz zu ihren Metakognitionen zu bekommen, die dann mit klassischen kognitiven Interventionen bearbeitet werden.

4.3.3 Exemplarische Übung: „Da ist ..."-Distanzierung

Ein typisches zu behandelndes Symptom in der Angstbehandlung ist Erwartungsangst. Sie ist häufig ein Auslöser für Angstreaktionen wie bei der Panikstörung, wird aber auch nach erfolgreicher Behandlung als Restsymptom beschrieben. Kennzeichnend ist die Sorge, dass eine stärkere Angstreaktion auftreten könnte. Diese Befürchtung ist mit einer körperlichen Anspannung verbunden, die aber noch keine starke vegetative Beteiligung aufweist. Gelingt es den Betroffenen, ihre Erwartungsangst als Phänomen zu betrachten, das sich auf körperlicher, emotionaler und kognitiver Ebene abspielt, ohne dass Angst verstärkende Gedanken folgen, verhindert das einen weiteren physiologisch-kognitiven Aufschaukelungsprozess. Ein probates Mittel im Umgang mit Erwartungsängsten ist die „Da ist ..."-Distanzierung. Sie kann auch bei der Behandlung der generalisierten Angststörung eingesetzt werden, um einen Abstand zu eigenen Gedanken zu bekommen, der das Erkennen von Metakognitionen ermöglicht.

„Da ist ..."-Distanzierung
Ziel dieser Intervention ist es eine Distanz zu eigenen Bewertungen, Körperreaktionen und Gefühlen zu gewinnen. Diese Intervention wird den Patienten in 3 Schritten vermittelt:
1. Der Patient wird aufgefordert, über eine Situation in Gegenwartsform zu berichten, die Angst hervorgerufen hat. Der Therapeut hört zu, zeigt Verständnis, greift nicht korrigierend ein.

4.3 Angststörungen

2. Im zweiten Schritt bittet der Therapeut den Patienten, das Gesagte zu wiederholen und bereitet ihn darauf vor, dass er ihn häufig unterbrechen wird. Der Therapeut formuliert nun die Äußerungen des Patienten um, indem er alle Sätze mit „Da ist …" beginnt. Gedanken werden mit „Da ist der Gedanke", Gefühle mit „Da ist das Gefühl …" und Empfindungen mit „Da ist die Empfindung …" wiedergegeben.
3. Im dritten Durchgang berichtet der Patient selbst in der „Da ist …"-Form über das Geschehen.

Beispiel
Herr H. litt über 10 Jahre an einer Agoraphobie mit Panik, die ihn in den letzten 3 Jahren ans Haus fesselte. Nach erfolgreicher Expositionsbehandlung fühlt sich Herr H. wieder frei und kann den Anforderungen des Lebens uneingeschränkt nachgehen. Einzig die Vorstellung, wieder unter Ängsten zu leiden, bereitet ihm Sorgen. Immer wieder beobachtet er seine Körperreaktionen, ob es nicht doch Anzeichen von Angst gibt. Die Therapeutin fordert Herrn H. auf, die letzte Situation, in der diese Gedanken aufkamen, zu schildern:

a) Patient: „Ich bin allein zuhause, stehe auf dem Balkon und genieße den Frühling. Da stellte ich mir plötzlich vor, wie es wäre, wenn die Angst wieder beginnen würde. Das ist ganz schrecklich, nochmal würde ich das nicht durchstehen. Meine Frau würde das auch nicht noch einmal mitmachen. Ich erinnere mich an all die Jahre, in denen ich nicht mal bis zum Bäcker gehen konnte, das war so furchtbar."
Therapeutin: „Ja, das war furchtbar."
Patient: „Immer in dieser Anspannung sein, ob es gleich wieder los geht und niemand kann einem wirklich helfen. Schon bei dem Gedanken zieht sich mein Magen zusammen. Ich stehe da auf dem Balkon und sehe die Bilder der letzten Jahre und fühle mich ganz elend, obwohl es mir ein paar Minuten zuvor noch so gut ging."
Therapeutin: „Da sehen Sie alles noch einmal vor sich."
Patient: „Ja, und ich bekomme immer mehr Angst, dass sich die Angst wieder einschleicht. Ich weiß ja eigentlich, was ich dann tun müsste, aber in dem Moment kann ich mir auch nicht vorstellen, dass ich so eine Behandlung nochmal durchstehen würde …"

b) Die Therapeutin unterbricht nun nach Ankündigung die Ausführungen mit den „Da ist …"-Formulierungen:
Patient: „Ich bin allein zuhause, stehe auf dem Balkon und genieße den Frühling. Da stelle ich mir plötzlich vor, wie es wäre, wenn die Angst wieder beginnen würde."
Therapeutin: „ Da ist der Gedanke, dass die Angst wieder beginnen könnte."
Patient: „Ja, genau, und das würde ich nicht noch einmal durchstehen."
Therapeutin: „Da ist die Vorstellung, dass Sie das nicht durchstehen würden."
Patient: „Ja, das würde auch meine Frau nicht nochmal mitmachen."

Therapeutin: „Da ist die Vorstellung, dass Ihre Frau das nicht noch einmal mitmachen würde."
Patient: „Wenn ich daran denke, bin ich schon sehr angespannt."
Therapeutin: „Da sind Gedanken, da ist Anspannung."
In der Regel wird der Patient durch die Art der Formulierung schon ruhiger und steigert sich weniger in den Gedanken und Ängste hinein. Befragt nach dem Unterschied zum ersten Erzählen können Patienten diese Differenz in ihren Empfindungen unmittelbar erkennen, auch wenn sie nicht wissen, wie diese Veränderung zustande gekommen ist.

c) Nun formuliert der Patient in der „Da ist …"-Form, der Therapeut unterstützt diesen ungewohnten Sprachduktus.

Transfer
Damit der Transfer in den Alltag gelingen kann, wird mit dem Patienten besprochen, dass er die „Da ist …"-Formulierung auch in neutralen Situationen üben kann. Gute Gelegenheiten sind Mahlzeiten oder tägliche Routinen wie Rasieren oder Zähne putzen.

Cave!
Die klassische kognitive Verhaltenstherapie der Angststörungen gilt als effektives Mittel der Wahl. Die Indikation für achtsamkeitsbasierte Interventionen bei der Behandlung von Angststörungen muss deshalb sehr gut überlegt sein. Sie können einen zusätzlichen Gewinn darstellen, in anderen Fällen aber auch kontraindiziert sein. Als Richtschnur dient die Frage, inwieweit eine klassisch konditionierte Angstreaktion mit hoher körperlicher Symptomatik vorliegt. Das ist in der Regel bei spezifischen Phobien und der Agoraphobie der Fall. Unabhängig davon, was ein Patient denkt, tritt die intensive konditionierte Reaktion auf, wenn ein bestimmter Reiz auftritt. Hier ist die Löschung der Angst das Therapieziel, welches am sichersten mit In-vivo-Konfrontationen erreicht wird. Es gibt momentan keinen Hinweis darauf, dass achtsamkeitsbasierte Interventionen hier zu einem höheren Effekt in der Behandlung führen. Im Gegenteil muss beachtet werden, dass Methoden, die eine Distanzierung zum Angsterleben schaffen, eine Habituation möglicherweise verzögern, im schlimmsten Fall verhindern. Fraglich ist ebenso, inwieweit achtsamkeitsbasierte Interventionen von Patienten bewusst als kognitive Vermeidungsstrategie eingesetzt werden können. Das Rational der Konfrontationsverfahren, dass die Angst von allein nachlässt, wird mit der gleichzeitigen Einführung in achtsamkeitsbasierte Strategien missverständlicher für die Betroffenen. Vielmehr werden sie in der Annahme gestärkt, dass man etwas Bestimmtes tun muss, wenn man das Gefühl hat, von der Angstreaktion überflutet zu werden.

4.4 Zwangsstörungen

Die Lebenszeitprävalenzrate von Zwangserkrankungen wird mit 2 bis 3% beziffert. Somit gilt die Zwangsstörung als vierthäufigste Störung nach Depressionen, Angst- und Abhängigkeitserkrankungen. In 75% der Fälle wird eine komorbide Störung angegeben. Unbehandelt besteht ein hohes Risiko der Chronifizierung.

In der ICD-10 werden die verschiedenen Zwangsstörungen unter F42 codiert:

> **F42 Zwangsstörung**
> F42.0 Vorwiegend Zwangsgedanken oder Grübelzwang
> F42.1 Vorwiegend Zwangshandlungen/Zwangsrituale
> F42.2 Zwangsgedanken und -handlungen, gemischt

Nach der ICD-10 unterscheidet man bei der Zwangsstörung zwischen Zwangsgedanken, die durch aufdringliche, wiederkehrende Gedanken oder Impulse charakterisiert sind, und Zwangshandlungen, welche durch aufdringliche wiederkehrende Handlungen beziehungsweise Rituale gekennzeichnet sind. Ein großer Teil der Patienten leidet sowohl unter Zwangsgedanken als auch unter Zwangshandlungen. Die Zwänge sind von aversiven Emotionen wie Angst und Ekel begleitet und schränken die Lebensqualität auch wegen des hohen Zeitaufwands ein, den sie zur Ausführung benötigen. Genetische, neurobiologische und psychologische Aspekte werden zur Erklärung der Zwangsstörung diskutiert. Die neurobiologische Beteiligung wird in der Hypothese der Hyperaktivität der thalamokortikalen Basalganglienschleifen ebenso genannt wie ein Serotoninmangel. Salkovskis [1985] geht davon aus, dass Zwangsstörungen durch die negative Bewertung von sich aufdrängenden Gedanken und deren Vermeidung entstehen. Nach seinem Modell versuchen die Betroffenen, die aufdrängenden Gedanken zu unterdrücken, was aber die paradoxe Wirkung hat, dass die Gedanken stärker werden. Alternativ werden Zwangshandlungen durchgeführt, die kurzfristig Erleichterung bringen und somit die Symptome aufrechterhalten.

4.4.1 Verhaltenstherapeutische Behandlung

Die auf dem Hintergrund dieser Störungsmodelle entwickelte kombinierte Behandlungsstrategie von kognitiv-verhaltenstherapeutischen Verfahren und medikamentöser Behandlung mit Serotoninwiederaufnahmehemmern ist gut evaluiert [Didonna 2009]. Grundlegende Therapieprinzipien der kognitiven Verhaltenstherapie sind Expositionsverfahren mit Reaktionsverhinderung und kognitive Verfahren. Die kognitive Verhaltenstherapie zeigt insgesamt eine Erfolgsquote von 60 bis 80%, die auch in 2-Jahres-Katamnesen stabil ist. Für Zwangspatienten bedeutet ein Therapieerfolg aber häufig keine Symptomfreiheit, sondern eine Reduktion der Symptome.

4.4.2 Ansatzpunkte für achtsamkeitsbasierte Interventionen

In der Behandlung von Zwangsstörungen ergeben sich vor allem 2 Probleme: die häufig vorhandene Restsymptomatik und verdecktes Zwangsverhalten. Am Ende der Therapie steht für viele Patienten zwar eine deutliche Reduktion ihrer Symptomatik, sie üben aber weiterhin Zwänge in verminderter Häufigkeit oder Intensität aus. Diese Restsymptomatik stellt ein Rückfallrisiko dar. Als Intervention der Achtsamkeit bietet sich die Aufmerksamkeitslenkung an. Die volle Konzentration auf das Hier und Jetzt eröffnet die Möglichkeit, sich von einzelnen Symptomen und Angst induzierenden Details zu distanzieren [Ambühl 2008]. Insbesondere beim Grübelzwang und verdeckten Zwangshandlungen ist es in der Therapie schwer, einen auslösenden Stimulus zu finden, dem sich Betroffene aussetzen können. Ziel der achtsamkeitsorientierten Interventionsweise ist einerseits, dass Patienten die Differenzierung von Gedanken und Tatsachen lernen, und andererseits die Aufmerksamkeitslenkung in die Gegenwart, um Gedanken als solche kommen und gehen zu lassen und trotzdem in der Gegenwart weiter zu agieren [Didonna 2009].

4.4.3 Exemplarische Übung: Das Meer betrachten

Diese Übung hat das Ziel, die Patienten darin zu trainieren, distanziert gedankliche Prozesse und Zwangsgedanken zu betrachten. Der bewusste Ausstieg aus den Zwangsgedanken wird damit vorbereitet und geübt. In der Übung wird eine häufige Alltagserfahrung aus dem Urlaub genommen, im Meer zu baden, sich mittreiben zu lassen, das Meer zu erleben, um diese als sogenannten Autopilotenmodus zu verdeutlichen. Das Baden im bewegten Meer wird verglichen mit einer nichtachtsamen Haltung, in der Gedanken und Zwänge schnell Macht über den Betroffenen ausüben können. Mit diesem Vergleich wird eine Imaginationsübung eingeleitet, in der der Betroffene den Wechsel vom Meer zum Strand, vom Autopilotenmodus zur achtsamen Betrachtung vollzieht und diesen Wechsel immer wieder übt.

> **a) Vorbereitung der Imagination**
> Mit der folgenden Übung möchte ich Sie einladen, eine häufige Urlaubserfahrung nutzbar zu machen, um Ihre Fähigkeit zur Achtsamkeit zu trainieren. Sie haben wahrscheinlich schon einmal im Meer gebadet und haben das Mittreiben im Meer mal sehr entspannend, mal beunruhigend, mal aufregend, aber häufig sehr einnehmend erlebt. Es ist nicht einfach, im Meer zu baden, ohne in dieser Erfahrung verloren zu gehen und sie zu bewerten („Das ist toll! Das Meer ist so kalt, letztes Jahr war es viel wärmer. Heute macht mir der Wellengang Angst. Ich mag die Fische so gern. Gestern habe ich eine Riesenkrabbe gesehen. Ob ich die gleich noch mal sehe? Oh, jetzt bin ich ganz weit nach links abgedriftet. Wird mich jemand retten kommen, wenn ich vielleicht untergehe?"). Wir vergleichen diesen Zustand mit ei-

nem Autopilotenmodus, in dem wir häufig sehr unaufmerksam und bewertend durch unser Leben gehen. Mit der achtsamen Haltung haben wir demgegenüber die Möglichkeit, sehr bewusst und aufmerksam und ganz im Hier und Jetzt die Gegenwart zu erleben. Mit Hilfe des Bildes vom Meer, in dem Sie baden und dann wieder heraustreten, um es achtsam zu betrachten, möchte ich Ihnen ein Hilfsmittel an die Hand geben, eine achtsame Haltung zu trainieren und eine distanzierte Haltung einzunehmen. Dies kann Ihnen im Hinblick auf Ihre Zwangsgedanken eine Möglichkeit geben, diesen mit Achtsamkeit und Distanz zu begegnen und sich weniger schnell von ihnen einnehmen zu lassen. Das bedeutet, das Bild des Heraustretens aus dem Meer wird geübt, um das Heraustreten aus den Zwangsgedanken zu trainieren. Wollen Sie das einmal ausprobieren? Haben Sie Fragen dazu?

b) Durchführung der Imagination
Ich möchte Sie nun bitten, für diese Imaginationsübung die Augen zu schließen. Falls Sie lieber die Augen geöffnet lassen möchten, ist es hilfreich, den Blick auf einen Punkt vor sich auf dem Boden zu richten. Bleiben Sie geduldig und freundlich mit sich während der Übung. Manchmal gelingt einem eine Vorstellungsübung leichter und manchmal schwerer. Das ist normal. Während Sie nun die Augen schließen, vergegenwärtigen Sie sich, dass der Stuhl Sie angenehm trägt und Ihnen festen Halt gibt. Betrachten Sie Ihren Atem, der in Ihrem Tempo angenehm ein- und ausströmt. (Pause) Nun möchte ich Sie bitten, sich vorzustellen, dass Sie an einem schönen Urlaubstag im bewegten Meer baden. Sie lassen sich im Meer treiben, das Sie mit seinem Wellengang mitnimmt. (Pause) Wie ist der Wellengang? Werden Sie mitgetrieben? Wie gefällt Ihnen das Meer? (Pause) Was für Gedanken und Gefühle können Sie wahrnehmen? (Pause) Und nun entscheiden Sie sich, das Meer zu verlassen. Sagen Sie sich: „Ich gehe jetzt heraus! Ich schaue mir das Meer von außen an!" Versuchen Sie, trotz der Wellen und der spürbaren Strömung das Meer zu verlassen und an den Strand zu kommen. (Pause) Wie ist es Ihnen gelungen? War es leicht oder schwierig? (Pause) Nun möchte ich Sie bitten, vom Strand aus, Sie sind in ein warmes Handtuch gehüllt, das Meer zu beschreiben. Schauen Sie sich das Meer nun einmal aus der Distanz heraus an. Was sehen Sie? Was riechen Sie? Lassen Sie all Ihre Bewertungen und Beurteilungen außen vor und beschreiben einfach das Meer, seine Farben, den Gang der Wellen und der Strömung, den Geruch. Also: Da ist Wasser, da sind Wellen und so weiter. Auch wenn Sie Bewertungen in sich spüren, so versuchen Sie dennoch nur neutral zu beschreiben. (Pause) Nun möchte ich Sie bitten, sich vom Anblick des Meeres zu verabschieden. Konzentrieren Sie sich noch einmal auf Ihren Atem, atmen Sie etwas tiefer wieder ein und aus und kommen wieder ganz ins Hier und Jetzt zurück. Dabei ist es hilfreich, sich zu strecken, zu räkeln, mit den Augen zu blinzeln und sie wieder ganz zu öffnen.

c) Reflexion der Imagination
Lassen Sie uns über Ihre Erfahrungen während der Übung sprechen. Konnten Sie sich auf das Bild des Meeres einlassen? Wie war es in der Vorstellung im Meer? Konnten Sie gut an den Strand kommen? Wie gut ist Ihnen die achtsame Betrachtung des Meeres vom Strand aus gelungen? Welche Gefühle hatten Sie im Meer? Welche draußen?

In der Auswertung wird dem Patienten der Unterschied zwischen dem sogenannten Autopilotenmodus und der achtsamen Beschreibung vermittelt und auf die Zwangssymptomatik übertragen. Manchmal antizipieren Patienten bei dieser Übung den Verlust von etwas Vertrautem. Dies sollte validierend aufgefangen werden.

Transfer
Falls der Sinn der Übung dem Patienten deutlich ist, wird mit ihm besprochen, wie er diese Imagination in seinen Alltag integrieren kann. Optimal ist ein mehrfaches Training am Tag. Damit die Zahl der Übungswiederholungen oder die Übungsdauer nicht zum Zwangsinhalt wird, werden keine konkreten Angaben gemacht.

Cave!
Die klassische kognitive Verhaltenstherapie der Zwangsstörung mit Expositionen und Reaktionsverhinderung ist das Mittel der Wahl. Achtsamkeitsübungen können nur eine Ergänzung im fortgeschrittenen Therapieverlauf sein, die dem Patienten einen achtsamen und akzeptierenden und damit nicht vermeidenden Umgang mit der Restsymptomatik anbieten können. Besondere Vorsicht ist im Hinblick auf verdeckte Vermeidung während der Expositionsbehandlung geboten. Exposition bedeutet, sich einem subjektiv als gefährlich bewerteten Reiz auszusetzen ohne kontrollierende Gegenmaßnahmen zu ergreifen, weshalb bei Zwangspatienten verhindert wird, dass sie Angst reduzierendes Zwangsverhalten ausführen können. Werden achtsamkeitsorientierte Verfahren vor der Exposition eingeführt, können diese zu Kontrollmechanismen während der Exposition werden. Statt zu zählen, beruhigt sich dann ein Patient möglicherweise mit dem wiederholten Satz: „Betrachte Deine Atmung, ohne sie zu beeinflussen." Das vermag eine kurzfristige Spannungsreduktion für den Patienten bedeuten, stärkt ihn aber langfristig in der Annahme, dass er selbst etwas Bestimmtes tun muss, um die Situation durchstehen zu können. Eine Habituation an die Situation wird somit eher verhindert. Wichtig ist hier also die präzise Therapieplanung, in der die Exposition als Hauptbehandlungsmethode durchgeführt sein sollte, bevor die Restsymptomatik mit achtsamkeitsbasierten Interventionen angegangen werden kann.

4.5 Posttraumatische Belastungsstörung

Die Lebenszeitprävalenz für das Entwickeln einer posttraumatischen Belastungsstörung in der Allgemeinbevölkerung liegt zwischen 2% und 7% [vgl. S3-Leitlinie], wobei die Prävalenz subsyndromaler Störungsbilder wesentlich höher ist. In der ICD-10 wird die Störung innerhalb der Ziffer F43 mit verwandten Störungsbildern codiert:

> F43 Reaktionen auf schwere Belastungen und Anpassungsstörungen
> F43.0 Akute Belastungsreaktion
> F43.1 Posttraumatische Belastungsstörung
> F43.2 Anpassungsstörung
> F43.8 Sonstige Reaktionen auf schwere Belastung
> F43.9 Reaktion auf schwere Belastung, nicht näher bezeichnet

Die Störung auslösenden Traumata werden in Typ I und Typ II differenziert. Beim Typ I handelt es sich um einmalige, unerwartete Ereignisse von meist kurzer Dauer wie Vergewaltigung, kriminelle Gewalttaten, Naturkatastrophen oder Verkehrsunfälle. Vom Typ-II-Trauma spricht man bei serienartigen und lang andauernden Ereignissen wie wiederholten sexuellen oder körperlichen Misshandlungen, Kriegserfahrungen oder Geiselhaft. Typische Symptome der posttraumatischen Belastungsstörung sind das intrusive Wiedererleben, also sich aufdrängende, belastende Gedanken und Erinnerungen an das Trauma und die Vermeidung dieser Erinnerungen oder ähnlicher Umstände. Entweder bestehen Erinnerungslücken oder die Betroffenen reagieren mit Symptomen eines dauerhaft erhöhten Arousals wie Hypervigilanz, erhöhte Schreckhaftigkeit, Reizbarkeit, Konzentrationsschwäche oder Schlafstörungen. Die emotionale Modalität kann durch Taubheit, sogenanntes Numbing, gekennzeichnet sein, was sich in Rückzug, Interessenverlust und Teilnahmslosigkeit ausdrücken kann. Die Patienten haben in der Regel Angst vor Erinnerungen an das traumatische Erleben und vermeiden deshalb traumaassoziierte Stimuli, was einen wesentlichen Faktor zur Aufrechterhaltung der Störung darstellt. Das kognitiv-behaviorale Modell der chronischen posttraumatischen Belastungsstörung von Ehlers und Clark [2000] setzt Faktoren wie die Charakteristika des Traumas, das Traumagedächtnis, Interpretation des Traumas und dysfunktionales Verhalten in Bezug. Zur Aufrechterhaltung der Störung trägt im Wesentlichen bei, dass die Betroffenen oft keine vollständige Erinnerung an das Trauma haben, beziehungsweise das Trauma nicht elaboriert und eingebettet ins autobiographische Gedächtnis ist. Es wird angenommen, dass es deshalb durch spezifische, trauma-assoziierte Stimuli zu intrusivem Erinnern kommt. In diesen Zuständen fühlen sich Menschen, die unter einer chronischen posttraumatischen Störung leiden, gegenwärtig bedroht. Dieses sehr unangenehme Bedrohungsgefühl wird vermieden, indem bestimmte Tätigkeiten oder Orte gemieden werden. Gedanken an die traumatische Situation werden ebenfalls vermieden, was oft den paradoxen Effekt hat, dass vermehrt Gedanken auftreten, die wiederum ein Bedrohungsgefühl auslösen können.

4.5.1 Verhaltenstherapeutische Behandlung

Voraussetzung für eine Erfolg versprechende Therapie der posttraumatischen Belastungsstörung [vgl. S3-Leitlinie 2011] ist die Beendigung des Traumas, was bedeutet, dass die Patienten sich in einer sicheren Umgebung befinden. Das erste Ziel in der Traumabehandlung ist die psychische Stabilisierung der Patienten. Das geschieht unter anderem mittels Distanzierungsstrategien, Imaginationsübungen und Stresstoleranztechniken. An dieser Stelle lernen die Patienten auch antidissoziative Strategien, weil Dissoziation den erfolgreichen Einsatz weiterer Interventionen behindern würde. Das zweite Ziel ist die Bearbeitung des Traumas selbst. Gestufte narrative, imaginative oder In-vivo-Konfrontation dienen der Elaboration der traumatischen Ereignisse. Im letzten Schritt erfolgt durch ausgewählte kognitive Verfahren eine Korrektur von dysfunktionalen Gedanken und Grundannahmen. In der Ausweitung der Anwendung der Dialektisch-Behavioralen Therapie auf die Posttraumatische Belastungsstörung (DBT-PTSD) [vgl. Steil et al. 2011] ist ein neuerer Ansatz entwickelt, der der möglichen Instabilität von Patienten begegnet. Insbesondere sexualisierte Gewalt in der Kindheit geht häufig mit schweren Borderline-ähnlichen Symptomen einher und bedarf eines spezifischen Behandlungsplans, der vor und während der Exposition den Gegenwartsbezug der Patienten durch verschiedene, auch achtsamkeitsbasierte Übungen fördert.

4.5.2 Ansatzpunkte für achtsamkeitsbasierte Interventionen

Achtsamkeitsbasierte Interventionen stellen eine sinnvolle Ergänzung zu klassischen verhaltenstherapeutischen Interventionen in der Behandlung von posttraumatischen Belastungsstörungen dar. Sie leisten einen wesentlichen Beitrag zur Stabilisierung der Patienten, indem Fertigkeiten erlernt werden, mit deren Hilfe Emotionen reguliert werden können und damit der Angst vor Überflutung von Gefühlen entgegenwirken. Ein zweiter Aspekt ist die Deautomatisierung von Denk- und Handlungsprozessen, der mit dem Erlernen von Achtsamkeit einhergeht. Der Ausstieg aus automatisiert ablaufenden Informationsverarbeitungsprozessen und mechanisierten Handlungen ermöglicht die Chance, neue Reaktionsweisen anzuwenden. Das betrifft vor allem auch reflexhaftes Vermeidungsverhalten, das zur Aufrechterhaltung der Störung beiträgt. Eine besondere therapeutische Herausforderung in der Arbeit mit Traumatisierten stellt die emotionale Einordnung des Traumas und der Erkrankung in den Lebenszusammenhang dar. Es gilt, die Akzeptanz für das Geschehene zu erhöhen ohne Fatalismus zu fördern. Achtsamkeit trägt dazu bei, das anzunehmen, was gerade in diesem Augenblick ist. Diese Haltung kann auch helfen, Vergangenes als solches zu sehen und in die eigene Biographie akzeptierend zu integrieren.

4.5.3 Exemplarische Übung: Die 1-2-3-4-5-Übung

Übung nach Dolan [1991]:
Diese Übung hat das Ziel, die Betroffenen auf die Gegenwart zu orientieren und somit ein inneres Abgleiten in unkontrollierte Gedanken und Erinnerungen zu verhindern. Die Betroffenen können mit dieser schnell verständlichen Technik wieder mehr Kontrolle bekommen, was auch über die konkrete Situation hinausgehend ein stabilisierender Faktor ist.

a) Vorbereitung der Übung
Sie wissen, dass manche Erinnerungen an unangenehme Erlebnisse bei Ihnen sehr viel Stress auslösen können und Sie sich überflutet fühlen von Bildern und Gefühlen. Es ist so, als wenn sich ein Schalter umlegt und Sie wie in einem furchtbaren Film sind. Was Sie nun brauchen, ist ein Ausstieg aus diesem Film. Sie müssen unterscheiden zwischen dem Film und der aktuellen Realität. Das gelingt Ihnen am besten, wenn Sie sich ganz stark auf das konzentrieren, was in diesem Augenblick in der Gegenwart geschieht. Das bedeutet, dass Sie lernen, Ihre Aufmerksamkeit ganz auf das zu lenken, was Sie im Moment wahrnehmen. Wenn man sehr aufgeregt ist, kann man sich manchmal schlecht daran erinnern, wie man sich wieder auf die Gegenwart konzentriert. Deshalb möchte ich gern mit Ihnen eine Übung machen, die es Ihnen erleichtern wird, sich wieder auf die Gegenwart zu konzentrieren. Möchten Sie sie ausprobieren?

b) Durchführung der Übung
Setzen Sie sich einfach so hin, wie Sie möchten, und lassen Sie Ihren Blick irgendwo hier im Raum ruhen. Nun beginnen Sie, das zu beschreiben, was Sie gerade sehen. Sagen Sie: Ich sehe einen Stuhl, ich sehe ..., und beschreiben Sie auf diese Weise 5-mal etwas, das Sie sehen. Es müssen nicht immer neue Eindrücke sein, Sie können sich auch wiederholen: Also, ich sehe einen Stuhl, ich sehe einen Tisch, ... Fangen Sie nun an. (Pause) Nun wechseln Sie zum Hören: Sagen Sie: Ich höre das Surren des Computers oder Ich höre das Gluckern in meinem Bauch. Beschreiben Sie nun 5 gehörte Eindrücke. (Pause) Nun beschreiben Sie 5 Körperwahrnehmungen, die Sie gegenwärtig spüren. Sagen Sie zum Beispiel: Ich spüre die Oberschenkel auf dem Stuhl oder Ich spüre Hunger. (Pause) Nun wiederholen Sie diese Übung und nennen nacheinander 4-mal einen optischen Eindruck, dann 4-mal einen akustischen,

dann 4-mal eine Körperwahrnehmung. Denken Sie daran, Sie müssen nichts Neues erfinden. Sie dürfen sich wiederholen. Danach 3-mal, dann 2-mal, dann einmal. Aufgrund dieser Reihenfolge nennt man diese Übung die 1-2-3-4-5-Übung. Versuchen Sie sich an die Reihenfolge zu halten, es ist aber auch normal, dass man beim Zählen mal durcheinander kommt. (Pause)

c) Reflexion der Übung
Was haben Sie während der Übung empfunden? Was war leicht, was war schwierig? Haben Sie Veränderungen gespürt? Können Sie sich vorstellen, dass Ihnen diese Übung helfen kann, sich wieder auf die Gegenwart zu konzentrieren? Gibt es Fragen dazu?

Transfer
Falls es dem Patienten sehr schwer fällt, sich in einem hohen Stresszustand an die Übung zu erinnern, kann es sinnvoll sein, sie auf eine Notfallkarte zu schreiben. Schneller anwendbar ist sie auch, wenn sie zunächst regelmäßig geübt wird. Gerade wenn Traumatisierte immer wieder automatisiert in Erinnerungen abgleiten, ist es eine gute Möglichkeit, einen (Handy-)Wecker zu stellen, der in unterschiedlichen Abständen daran erinnert, diese Übung durchzuführen.

Cave!
Im Vergleich zur deutschen Leitlinie sind englischsprachige Leitlinien direkter in der Versorgung der Patienten mit traumafokussierter kognitiver Verhaltenstherapie. Stabilisierungsübungen oder Achtsamkeitsübungen werden nur ausnahmsweise angewendet, wenn der Behandlungsplan bei weitergehenden psychosozialen Risikofaktoren oder Selbstverletzungen ausgeweitet werden muss. Der Effekt der Stabilisierung auf die Symptomatik der posttraumatischen Belastungsstörung ist klein [vgl. Rosner et al. 2010]. Vor diesem Hintergrund ist darauf zu achten, dass die Traumabehandlung nicht zu lange mit Achtsamkeitsübungen in der Stabilisierungsphase verharrt, sondern die Symptomatik direkt angegangen wird. Die Gefahr der Vermeidung der Traumata und das Verhaften im Vermeidungsverhalten sind sonst gegeben.

4.6 Essstörungen

Die Lebenszeitprävalenzrate für die Anorexia nervosa wird mit 1,2 bis 2,2% angegeben, für die Bulimia nervosa schwanken die Daten zwischen 1,5 und 4%. Für die Binge-Eating-Störung wird eine Ein-Jahres-Prävalenz von 0,7% bei Männern und 1,6% bei

4.6 Essstörungen

Frauen angegeben [Wolever und Best 2009; Herpertz et al. 2011]. Der Anteil betroffener Frauen liegt bei über 90%. Essstörungen verlaufen häufig chronisch, die Letalitätsrate wird mit 10 bis 15% beziffert.

In der ICD-10 werden die Essstörungen im Kapitel F50 codiert:

> **F50 Essstörungen**
> F50.0 Anorexia nervosa
> F50.1 Atypische Anorexia nervosa
> F50.2 Bulimia nervosa
> F50.3 Atypische Bulimia nervosa
> F50.4 Essattacken bei anderen psychischen Störungen
> F50.5 Erbrechen bei anderen psychischen Störungen
> F50.8 Sonstige Essstörungen
> F50.9 Essstörung, nicht näher bezeichnet

Man unterscheidet zwischen der Anorexia nervosa, der Bulimia nervosa sowie der Binge-Eating-Disorder. Letztere zeichnet sich durch Essanfälle ohne gegenregulierende Maßnahmen aus. Fairburn [2008] betont im transdiagnostischen Ansatz, dass die 3 genannten Diagnosen häufig fließend ineinander übergehen und als nicht näher bezeichnete Essstörung die häufigste Kategorie darstellen. Ein zentrales Merkmal der Essstörungen ist ein unangemessenes Essverhalten, das entweder überkontrolliert oder unkontrolliert ist. Bei der Anorexie und Bulimie spielt die Angst vor einer Gewichtszunahme eine wesentliche Rolle, weshalb gewichtskontrollierende Maßnahmen eingesetzt werden. Die Selbstwahrnehmung von Figur und Gewicht ist gestört. Es wird von einem multifaktoriellen Erklärungsmodell zur Entstehung der Essstörungen ausgegangen [Fairburn 2008, 2004; Herpertz et al. 2011; NICE 2004]. Dieses integriert biologische Faktoren wie Genetik, verminderte Serotoninaktivität, Set-Point-Theorie und psychosoziale Aspekte wie ein gesellschaftliches Schlankheitsideal, Diätverhalten, interpersonelle Probleme oder kognitive Faktoren. Aufrechterhalten wird die Störung im Sinn eines Teufelskreises durch Nahrungsmittelrestriktion, die kurzfristig verstärkt und langfristig zum Problem wird. Weitere Erklärungen im Sinn des Teufelskreises gehen davon aus, dass Selbstwertprobleme durch das Essverhalten reguliert werden und dass eine Störung der Selbstregulation vorliegt. Diese betrifft die Identifikation und Regulation von Emotionen und deren Akzeptanz, darüber hinaus die Fähigkeit zur interozeptiven Wahrnehmung, was für das Essverhalten eine zentrale Rolle spielt, und die Inflexibilität von Kognitionen [Wolever und Best 2009]. So können die Essanfälle der Emotionsregulation dienen, was empirisch relativ gut abgesichert erscheint [Telch, Agras und Linehan 2001]. Durch unangenehme Gefühlszustände mit entsprechenden negativen Denkmustern können Essanfälle ausgelöst und die Emotionen damit reguliert werden, was zu einer kurzfristigen Entlastung führt.

4.6.1 Verhaltenstherapeutische Behandlung

Gerade der Aufbau der Beziehung und die Motivation für die Behandlung sind am Anfang der Behandlung initiale Aufgaben, ob im ambulanten oder stationären Setting. Nach einer ausführlichen medizinischen und psychologischen Diagnostikphase wird mit der kognitiven Vorbereitung und der Ableitung des individuellen Teufelskreises die Motivations- und Therapiephase eingeleitet. Aus dem Teufelskreis resultieren als Ziele die Normalisierung von Ernährung und Gewicht, Körperakzeptanz und die Bewältigung auslösender Faktoren. Es werden Informationen zu den Folgen von Essstörungen und zur Dysfunktionalität der Befürchtungen vermittelt. Die kurzfristige Modifikation des Körpergewichts beziehungsweise des Essverhaltens steht an erster Stelle, um eine schnelle Rückbildung der biologischen Funktionsstörungen zu erreichen. Grundsätzlich wird ein Selbstkontrollprogramm zur Modifikation des Ernährungsverhaltens favorisiert. Nur bei bedrohlichem Gewichtsverlust wird Fremdkontrolle eingesetzt. Der Umgang mit Heißhungeranfällen und Erbrechen erfolgt über die Methoden der Stimuluskontrolle und Reaktionsverhinderung. Danach erfolgt die Bearbeitung der zu Grunde liegenden Problembereiche. Hier kommen individuelle Problemanalyse, soziales Kompetenztraining, Problemlösetraining, kognitive Therapie oder der Einbezug von Sozialpartnern zur Anwendung [Fairburn 2008; Jacobi et al. 2004]. Ein zusätzlicher Baustein ist die ergänzende Körperbildtherapie bei Anorexia und Bulimia nervosa [Vocks und Legenbauer 2005]. Bei dieser Behandlung werden kognitive Therapieelemente, Körperkonfrontationsübungen und positive körperbezogene Aktivitäten zur Steigerung der hedonistischen Qualität eingesetzt.

Ungefähr 50% der Patienten profitieren von einer klassisch kognitiv-verhaltenstherapeutischen Behandlung. Dies gilt insbesondere für erwachsene Patienten mit Bulimia nervosa. Bei der Binge-Eating-Störung können vor dem Hintergrund der Datenlage nur unklare Erfolgsraten (signifikante Reduktion von Essanfällen) angegeben werden. Für Anorexia nervosa sind die Daten uneindeutig, variieren zwischen Erfolgsquoten von 27 bis 69% [Wolever und Best 2009; NICE 2004].

4.6.2 Ansatzpunkte für achtsamkeitsbasierte Interventionen

Problematisch ist insbesondere, dass die Erfolgsquoten in der Behandlung von Patienten mit Essstörungen verbesserungswürdig erscheinen. Fairburn et al. [2009] betonen jedoch, dass ein erfolgreiches kognitiv-verhaltenstherapeutisches Behandlungsprogramm vorliegt, welches nur in Ausnahmefällen um komplexere Bausteine ergänzt werden sollte. Das bedeutet, dass neben der Essstörung gravierende zusätzliche Probleme vorliegen müssen, wie Emotionsintoleranz, Perfektionismus, niedriges Selbstwertgefühl oder interpersonelle Schwierigkeiten. Hier bieten sich achtsamkeitsbasierte Interventionen an, um beispielsweise die Toleranz und Regulation von Emotionen im Sinne der Selbstregulation zu beeinflussen [Wolever und Best 2009]. Mittels achtsamer Wahrnehmung des Körpers, der Emotionen, der Kognitionen und der Nahrungsmittel kann es Patienten ermöglicht werden, in die Gegenwart zurückzukehren und aus sorgenvollen Zukunftsantizipationen auszusteigen. Ein achtsamer Umgang kann helfen, sich Emotionen wie beispielsweise der Angst vor Gewichtszunahme zu stellen und diese als innere Prozesse wahrzunehmen und akzeptieren zu lernen. Gleiches gilt für dysfunktionale Kognitionen und Körpervorgänge wie beispielsweise die Wahrnehmung von Sättigung. Um das Problem der Emotionsregulation intensiver in der Therapie zu bearbeiten und Erfolgsraten zu verbessern, wurden in neueren Ansätzen diese Aspekte in die Behandlung integriert. In die Behandlung der Binge-Eating-Störung wurde einerseits das Fertigkeitentraining der Dialektisch-Behavioralen Therapie nach Linehan [Telch et al. 2001; NICE 2004; Chen et al. 2008] und andererseits das Achtsamkeitsbasierte Training zum bewussten Essen [Kristeller, Wolever 2011; Kristeller, Baer 2006] aufgenommen. Die Acceptance-and-Commitment-Therapie findet Anwendung in der Anorexiebehandlung [Heffner et al. 2002; Heffner, Eifert, 2004].

4.6.3 Exemplarische Übung: Die Autobahn

Die folgende Achtsamkeitsübung hat zum Ziel, die Patienten darin zu trainieren, essstörungsspezifische Kognitionen und Impulse zu identifizieren, achtsam wahrzunehmen und sich davon zu distanzieren. Dazu werden zunächst essstörungsspezifische Gedanken und Impulse herausgearbeitet wie beispielsweise: „Mein Bauch ist so voll. Ich muss kotzen!" und das damit zusammenhängende Verhalten, also das tatsächliche Erbrechen. Durch die folgende Imagination sollen diese Impulse wahrgenommen, aber von der Handlung entkoppelt werden.

a) Vorbereitung der Imagination
Mit der folgenden Übung möchte ich Sie einladen, mit Hilfe einer Imaginationsübung das Erkennen und Abwenden von Ihren Essstörungsgedanken zu üben. Es geht darum, achtsam diese Gedanken wahrzunehmen, sie zu akzeptieren, aber nicht danach zu handeln. Letztlich wird damit Ihre Fähigkeit zur Achtsamkeit trainiert, um besser im Hier und Jetzt Ihren gesundheitsförderlichen Gedanken und Verhaltensweisen zu folgen. Dafür werden wir das Bild der Autobahn benutzen und der vielen Ausfahrtsschilder, die es auf ihr gibt. Die Ausfahrtsschilder sollen Ihre Essstörungsgedanken symbolisieren, wie beispielsweise extra wenig zu essen, und das Fahren auf der Autobahn den Weg in die Gesundung, also beispielsweise regelmäßig und ausreichend zu essen. Möchten Sie das einmal mit mir ausprobieren? Bevor wir jetzt mit der Imagination starten, möchte ich mit Ihnen sammeln, was

denn da typischerweise auf Ihren Ausfahrtsschildern auf der Autobahn steht. Ich erinnere mich, dass Sie mir neulich gesagt haben (hier bitte ein typisches Beispiel der Patientin wählen), dass da wieder der Gedanke und auch das Verhalten war: „Wenn ich erbreche, fühle ich mich einfach leichter!" Stimmt das so? Dann ist das unser erstes Ausfahrtsschild: „Jetzt erbrechen! Dann fühlst du dich leichter!" Okay? Passt das so? Wie lauten weitere Ausfahrtsschilder? (Mit der Patientin werden jetzt weitere Ausfahrtsschilder im Sinne essstörungsspezifischer Slogans gesammelt. Am Ende der Sammlung sollten Sie der Autobahn noch einen Namen geben.) Jetzt haben wir viele Ausfahrtsschilder gesammelt. Was uns jetzt noch fehlt, ist der Name der Autobahn. Es ist ja nicht einfach die A9 oder die A1, auf der Sie fahren, sondern Ihre persönliche Autobahn auf dem Weg zu mehr Gesundheit. Wie wollen wir sie nennen?" (Geben Sie der Autobahn durch Ihre Patientin einen Namen. Beispielsweise könnte die Autobahn „Autobahn nach Gesundstadt" heißen, es sollte auf jeden Fall eine positive, wertvolle Assoziation für die Betroffenen sein.)

b) Einleitung und Durchführung der 1. Imagination
Im 1. Durchgang der Übung werde ich Sie einfach auf der Autobahn fahren lassen, um die Autobahn erst einmal kennenzulernen. Gut? Ich möchte Sie nun bitten, für diese Imaginationsübung die Augen zu schließen. Falls Sie lieber die Augen geöffnet lassen möchten, ist es hilfreich, den Blick vor sich auf den Boden zu richten. Bleiben Sie geduldig und freundlich mit sich während der Übung. Manchmal gelingt einem eine Vorstellungsübung leichter und manchmal ist es schwerer. Das ist ganz normal. Während Sie nun die Augen schließen, vergegenwärtigen Sie sich, dass der Stuhl Sie angenehm trägt und Ihnen festen Halt gibt. Betrachten Sie Ihren Atem, der in Ihrem Tempo angenehm ein- und ausströmt. (Pause)
Nun möchte ich Sie bitten, sich vorzustellen, dass Sie auf der Autobahn mit Ihrem Auto unterwegs sind. Es ist eine lange Reise, und Sie kommen an vielen Ausfahrtsschildern vorbei. Versuchen Sie sich das einmal vorzustellen. (Pause) Sie fahren weiter. Vergegenwärtigen Sie sich einmal die möglichen Ausfahrtsschilder. Da ist eines, das heißt: Jetzt erbrechen! Dann fühlst Du Dich leichter! Sie fahren weiter. Ein anderes lautet: Du musst mehr Sport treiben. Du bist zu dick! Sie fahren weiter. Auf dem nächsten steht: Iss nie vor 18 Uhr, dann hältst du dein Gewicht. Und Sie fahren weiter auf der Autobahn. Vielleicht sehen Sie selbst noch weitere Schilder. Lesen sie diese Schilder und bleiben Sie auf der Autobahn, um zu dem Ziel zu kommen, zu dem Sie sich entschlossen haben. (Pause)
Nun möchte ich Sie bitten, sich von dem Bild der Autobahn zu verabschieden. Konzentrieren Sie sich noch einmal auf Ihren Atem, atmen Sie etwas tiefer wieder ein und aus und kommen wieder ganz ins Hier und Jetzt zurück. Dabei ist es hilfreich, sich zu strecken, zu räkeln, mit den Augen zu blinzeln und sie wieder ganz zu öffnen.

c) Reflexion der 1. Imagination

Lassen Sie uns über Ihre Erfahrungen während der Übung sprechen. Konnten Sie sich auf das Bild der Autobahn einlassen? Ist es Ihnen gelungen, sich vorzustellen, wie Sie über die Autobahn fahren und die Schilder zu den Ausfahrten auftauchen? Wie groß war der Impuls, den Gedanken nachzugeben? Konnten Sie weiterfahren in Ihrer Vorstellung? Was hat Ihnen dabei geholfen? Was hat Sie am meisten verführt?

Falls es Ihnen nicht so leicht gefallen ist, sich die Schilder mit Ihren Gedanken anzusehen und Sie lieber weggeschaut haben, möchte ich Ihnen noch eine zweite Vorstellungsübung anbieten. Die kann Sie unterstützen, sich die Gedanken in Ruhe anschauen zu können.

d) Einleitung und Durchführung der 2. Imagination

In dieser Übung werden Sie wieder auf der Autobahn fahren, und ich werde Sie verstärkt zu einer achtsamen Wahrnehmung anleiten. Gut? Ich möchte Sie nun bitten, wieder die Augen zu schließen. Bleiben Sie geduldig und freundlich mit sich während der Übung. Während Sie nun die Augen schließen, vergegenwärtigen Sie sich, dass der Stuhl Sie angenehm trägt und Ihnen festen Halt gibt. Betrachten Sie Ihren Atem, der in Ihrem Tempo angenehm ein- und ausströmt. (Pause) Nun möchte ich Sie bitten, sich vorzustellen, dass Sie auf der Autobahn in Ihrem Auto unterwegs sind. Es ist eine lange Reise. Versuchen Sie sich das einmal vorzustellen. (Pause) Sie fahren auf der Autobahn. Vergegenwärtigen Sie sich einmal die möglichen Ausfahrtsschilder. Da ist wieder eins, das heißt: Jetzt erbrechen! Dann fühlst du dich leichter! Sie sagen sich: Ich sehe den Satz. Ich verstehe den Inhalt. Und ich fahre weiter! (kurze Pause) Und Sie fahren weiter. Ein anderes Ausfahrtsschild lautet: Du musst mehr Sport treiben. Du bist zu dick! Sie sagen sich: Ich sehe den Satz. Ich verstehe den Inhalt. Und ich fahre weiter! (kurze Pause) Und Sie fahren weiter. Da ist noch eins. Es lautet: Iss nie vor 18 Uhr, dann hältst du dein Gewicht. Sie sagen sich: Ich sehe den Satz. Ich verstehe den Inhalt. Und ich fahre weiter! (kurze Pause) (So gehen Sie bitte in der Anleitung noch 1 bis 2 weitere Ausfahrtsschilder der Patientin durch, auch Wiederholungen sind erlaubt.). Ich möchte Sie nun bitten, noch ein weiteres Stück auf Ihrer Autobahn zu fahren. Immer, wenn eines Ihrer Ausfahrtsschilder kommt, sagen Sie sich: Ich sehe den Satz. Ich verstehe den Inhalt. Und ich fahre weiter! (Pause) Nun möchte ich Sie bitten, sich von der Autobahn zu verabschieden. Konzentrieren Sie sich noch einmal auf Ihren Atem, atmen Sie etwas tiefer wieder ein und aus und kommen wieder ganz ins Hier und Jetzt zurück. Dabei ist es hilfreich, sich zu strecken, zu räkeln, mit den Augen zu blinzeln und sie wieder ganz zu öffnen.

e) Reflexion der 2. Imagination

So, nun haben Sie eine 2. Fahrt vor Ihrem geistigen Auge gemacht. Haben Sie Unterschiede bemerkt? Hat der neue Satz eine Veränderung ausgelöst? Sie haben vielleicht gemerkt, dass Sie eine größere Akzeptanz gegenüber den Sätzen erlebt haben und dass Sie weniger vermieden haben, sich diese Sätze anzuschauen. Das ist sehr gut, denn diese Sätze werden Ihnen wieder durch den Kopf gehen und dann ist es hilfreich, sie akzeptierend anzuschauen und sich dann auch wieder bewusst von ihnen abwenden zu können.

Transfer

Falls der Sinn der Übung den Patienten deutlich ist, wird mit ihnen besprochen, wie sie diese Imagination in ihren Alltag integrieren können. Optimal ist ein Training von 2-mal 5 Minuten täglich.

Cave!

Die klassische kognitive Verhaltenstherapie der Essstörungen gilt als Mittel der Wahl [Fairburn 2008; Fairburn et al. 2009]. Dieses Vorgehen sollte nicht gegen ein rein achtsamkeitsbasiertes Programm ausgetauscht werden, denn dafür gibt es keine Evidenzbasierung. Interessant sind dennoch Ansätze, die die Emotionsregulation in die Behandlung integrieren, ob kognitiv-verhaltenstherapeutisch [Fairburn 2008] oder mit Dialektisch-Behavioraler Therapie im Sinn des Fertigkeitentrainings [Telch et al. 2001; Chen et al. 2008]. Dabei kann Achtsamkeit als Interventionsprinzip eingesetzt werden. Bei Anorexiepatienten muss beim Einsatz des achtsamen Essens immer wieder überprüft werden, inwiefern dadurch die vorhandene Vermeidungsstrategie der Patienten intensiviert oder unterstützt wird.

4.7 Borderline-Persönlichkeitsstörung

Die Prävalenzrate für die Borderline-Persönlichkeitsstörung in der Allgemeinbevölkerung wird zwischen 1 und 2% angegeben. Frauen werden häufiger mit der Borderline-Persönlichkeitsstörung diagnostiziert als Männer. Die Suizidalitätsrate liegt zwischen 3 und 9%. Innerhalb der ICD-10 wird die Störung im Bereich der Persönlichkeitsstörungen als Untertypus der emotional instabilen Persönlichkeitsstörung aufgeführt:

F60.3 Emotional instabile Persönlichkeitsstörung
F60.30 Impulsiver Typus
F60.31 Borderline-Typus

4.7 Borderline-Persönlichkeitsstörung

Kennzeichen der Störung sind impulsive Handlungen ohne Berücksichtigung von Konsequenzen sowie mangelnde Selbstkontrolle. Die wechselnde Stimmung, die mangelhafte Fähigkeit zum Vorausplanen sowie die Ausbrüche intensiven Ärgers sind weitere Kennzeichen. Zusätzlich müssen für die Vergabe der Diagnose Borderline-Persönlichkeitsstörung nach der ICD-10 noch mindestens 2 der folgenden Kriterien erfüllt sein:

- Störungen und Unsicherheit bezüglich Selbstbild, Zielen und „inneren Präferenzen" (einschließlich sexueller)
- Neigung, sich in intensive, aber instabile Beziehungen einzulassen, oft mit der Folge von emotionalen Krisen
- Übertriebene Bemühungen, das Verlassenwerden zu vermeiden
- Wiederholt Drohungen oder Handlungen mit Selbstbeschädigung
- Anhaltende Gefühle von Leere

Die ICD-10 fordert für das Vorliegen einer Persönlichkeitsstörung, dass die charakteristischen und dauerhaften inneren Erfahrungs- und Verhaltensmuster der Betroffenen deutlich von kulturell erwarteten und akzeptierten Normen abweichen. Dies zeigt sich in mindestens 2 Bereichen, wie Kognition, Affektivität, Impulskontrolle und im Umgang mit anderen Menschen. Die Borderline-Persönlichkeitsstörung wird heute als eine Störung der Affektregulation gesehen. Es ist für die Betroffenen schwierig, aversive Spannungszustände zu bewältigen, eine angemessene Nähe und Distanz zu anderen Menschen zu finden und Sinneseindrücke zu verarbeiten. Folgeprobleme sind häufig weitere psychische Störungen wie depressive Störungen, Substanzmissbrauch, Essstörungen, und auch psychosoziale Probleme wie Arbeitslosigkeit und Vernachlässigung körperlicher Bedürfnisse. Zur Erklärung der Störung wird ein multifaktorielles Ätiologiemodell favorisiert, welches genetische, psychosoziale Faktoren und dysfunktionale Verhaltens- und Interaktionsmuster integriert. Marsha Linehan [1993, 1996] nimmt an, dass Menschen mit einer Borderline-Persönlichkeitsstörung eine biologische Prädisposition für eine Störung der Emotionsregulation haben. Diese wird jedoch erst durch spezifische Umwelteinflüsse, der sogenannten invalidierenden Umgebung, wirksam. Invalidierung bedeutet, dass die soziale Umwelt mit Missachtung, Negierung, Bestrafung oder Trivialisierung auf Erfahrungen und Bedürfnisse des Kindes reagiert. Damit entwickelt sich eine nur mangelhaft ausgeprägte Fertigkeit und deutliche Unsicherheit, Emotionen Ursachen zuzuordnen und entsprechend zu reagieren. Die Betroffenen sind nicht in der Lage, Emotionen als Reaktionen zu tolerieren, Gefühle und deren Ursachen sinnvoll zu beeinflussen und in eigene Reaktionen zu vertrauen. Dadurch kommt es zu dysfunktionalen Schemata, Hilflosigkeitserleben und Schwierigkeiten im Lernen, was durch die Dissoziationsneigung der Betroffenen zusätzlich verstärkt wird. Diese emotionale Regulationsstörung wird von den Betroffenen mit Hilfe unterschiedlicher, im langfristigen Sinn meist dysfunktionalen Strategien wie Substanzkonsum, Selbstverletzungen, Suizidversuchen oder diversen Beziehungen zu bewältigen versucht, was wiederum die Ursache für weitere psychosoziale Probleme darstellt.

4.7.1 Verhaltenstherapeutische Behandlung

Die Dialektisch-Behaviorale Therapie nach Marsha Linehan wird zu den kognitiv-verhaltenstherapeutischen Ansätzen gezählt, integriert jedoch auch gestalttherapeutische und buddhistische Elemente. Neben der Veränderung von Kognitionen, Emotionen und Verhalten steht gleichberechtigt die Akzeptanz von Symptomen. Nach Linehan [1993, 1996] ist dies der prägnanteste Unterschied zur klassischen, eher veränderungsorientierten VT und integriert damit die Dialektik von Akzeptanz und Veränderung in das gesamte therapeutische Vorgehen. Im ambulanten Setting wird mit der Diagnostik, Psychoedukation, Zielanalyse und Motivierung die Behandlung eingeleitet. Danach folgt die erste Therapiephase mit einer Dauer von circa einem Jahr, in der Kontrolle über das impulsive Verhalten erreicht werden soll, um Selbstschädigungen zu verhindern. In der Einzeltherapie werden hierzu vorwiegend Validierungs- und Problemlösestrategien eingesetzt. Inhalte des Fertigkeitentrainings in der Gruppe sind Module zu innerer Achtsamkeit, zwischenmenschlichen Fertigkeiten, bewusstem Umgang mit Gefühlen und Stresstoleranz. In einer zweiten Therapiephase steht das emotionale Erleben der Patienten im Mittelpunkt. Inhalt dieser Phase ist die emotionale Verarbeitung der Vergangenheit und der damit zusammenhängenden Gefühle wie Angst, Scham oder Wut. Die Dialektisch-Behaviorale Therapie der Borderline-Persönlichkeitsstörung wird im deutschen Sprachraum häufig auch stationär behandelt und im Fertigkeitentraining um das Modul des Selbstwerts ergänzt [Bohus und Wolf 2009].

4.7.2 Ansatzpunkte für achtsamkeitsbasierte Interventionen

Typische Symptome der Borderline-Persönlichkeitsstörung sind unter anderem Identitätsunsicherheit, Probleme in der Selbstwahrnehmung, intensive Gefühle von Leere und Schwierigkeiten im Zusammensein mit anderen Menschen. Diesem versucht das Training von innerer Achtsamkeit entgegenzuwirken. Es werden verschiedene Aufmerksamkeits- und Wahrnehmungsübungen trainiert, die das Erlernen teilnehmender Beobachtung, konzentriertes wirkungsvolles Handeln und den Verzicht von Bewertungen zum Ziel haben. Achtsamkeit soll dabei helfen, Aufmerksamkeit zu kontrollieren, Bewusstsein für innere Prozesse zu schärfen, Impulsivität zu hemmen und die Selbst-Validierung zu erhöhen. Somit ist innere Achtsamkeit ein Weg, um Verstand und Emotion in eine Balance zu bringen und dadurch mehr Kontrolle über sich selbst zu bekommen.

4.7.3 Exemplarische Übung: 5-Sinne-Achtsamkeit

Übung nach Lammers [2006]

a) Vorbereitung der Übung
Sie haben nun schon gelernt, die Stärke Ihrer Gefühle besser einzuschätzen und zu entscheiden, wie Sie mit den Gefühlen umgehen möchten. Heute zeige ich Ihnen eine Technik, die Sie dann einsetzen können, wenn Ihre Anspannung sehr hoch ist. Sie wissen, dass es dann das Beste ist, diesen Zustand so zu nehmen, wie er ist. Es hat wenig Sinn, ihn nun gedanklich lösen zu wollen, denn Sie sind dann so angespannt, dass meist nur negative Gedanken kommen, was Ihren Zustand eher verschlechtert. Wir haben die Aufgabe aller Lösungsversuche ja als radikale Akzeptanz bezeichnet. Aber auch wenn Sie diesen Extremzustand akzeptieren, können Sie doch versuchen, diese Situation besser zu ertragen und einen weiteren Anspannungsanstieg zu verhindern. Wenn man sehr angespannt ist, kann man die Eindrücke, die auf einen einstürzen, nicht mehr richtig verarbeiten, alles ist zu viel und wird oft als bedrohlich wahrgenommen. Deshalb ist es gut, sich in diesen Situationen auf einen Sinn zu konzentrieren, also entweder auf das Sehen oder das Hören, das Tasten oder das Schmecken oder auf das Riechen. Solange Sie sich auf eine Sinneswahrnehmung konzentrieren, sind Ihre belastenden Gedanken wie abgeschaltet und Sie können sich beruhigen. Wenn Sie noch nicht so viel Übung haben, ist es gut, mit einem Sinn zu beginnen, der Ihnen am angenehmsten ist beziehungsweise den, auf den Sie sich schnell gut konzentrieren können. Viele Menschen bevorzugen das Sehen, andere bezeichnen sich als „Hörmenschen", das ist ganz unterschiedlich. Wissen Sie, ob Sie einen Sinn bevorzugen? Okay, dann machen wir jetzt eine Übung mit dem Tastsinn. Versuchen Sie bitte, sich ganz auf die Wahrnehmung zu konzentrieren. Sie werden merken, dass Sie immer wieder bewerten oder Ihre Gedanken abschweifen. Das ist ganz normal. Ich werde Ihnen helfen, immer wieder zur achtsamen Wahrnehmung zurückzukehren.

b) Durchführung der Übung
Setzen Sie sich aufrecht auf den vorderen Teil des Stuhls und schließen Sie die Augen, falls das möglich ist. Sie können dann besser Ihre Aufmerksamkeit nur auf das Tasten richten. Ich gebe Ihnen nun einen Gegenstand in die Hand (Kugelschreiber). Betasten Sie diesen Gegenstand neugierig. (Pause) Es ist ganz egal, welcher Gegenstand es ist, richten Sie Ihre Aufmerksamkeit nur auf die Wahrnehmung des Tastens. Lassen Sie sich Zeit, alles andere ist nun unwichtig. (Pause) Falls der Gegenstand Erinnerungen auslöst, sagen Sie sich selbst: „Aha, Erinnerungen" und konzentrieren Sie sich wieder nur auf das Tasten. Falls Sie andere Gedanken bemerken, sagen Sie sich: „Aha, Gedanken" und kehren zurück. Falls Sie ein Gefühl wahr-

nehmen, sagen Sie sich: „Aha, ein Gefühl" und kehren wieder zum Tasten zurück. (Pause) Bleiben Sie neugierig und aufmerksam. (Pause) Nun beenden Sie bitte die Übung und öffnen wieder die Augen.

c) Reflexion der Übung
Lassen Sie uns über Ihre Erfahrungen sprechen. Wie ist es Ihnen während der Übung ergangen? Konnten Sie sich auf das Tasten konzentrieren und die achtsame Haltung einnehmen? Können Sie sich vorstellen, dass Ihnen diese Technik helfen könnte, einen schwierigen Zustand besser auszuhalten? Wann und wo können Sie diese Art der Wahrnehmung üben, damit Sie sie auch dann erfolgreich anwenden können, falls Sie es im Alltag brauchen?

Transfer
Gerade eine Technik, die in einer starken Stresssituation angewendet wird, muss vorher gut geübt sein. Die Betroffenen sollten wissen, welcher Sinn für Sie in einem solchen Moment der beste ist, wobei das im Lauf der Zeit wechseln kann. Es bedarf also Zeit in der Therapie, genau zu überlegen, wie die Übungspraxis aussehen und die Technik im Alltag des Patienten etabliert werden kann.

Cave!
Die Dialektisch-Behaviorale Therapie der Borderline-Störung gilt als Methode der Wahl. Zu beachten ist jedoch, dass in einer Kombination aus Einzel- und manualisierter Gruppentherapie gearbeitet wird. Gerade in der Gruppentherapie ist der Wirkfaktor der sozialen Unterstützung und der Verpflichtung zur Übung in der Gruppe nicht zu unterschätzen. Achtsamkeit ist in diesem Setting ein fester Bestandteil, für den viel Zeit aufgewendet wird. Ein rein einzeltherapeutisches Setting mit vereinzelten Achtsamkeitsübungen ist nur mit Vorsicht anzuwenden und gilt als nicht ausreichend abgesichert.

5 Fallbeispiel

Frau D.: „Ich muss mich einfach aufregen!"

Die 38-jährige Frau D. kommt wegen Panikattacken in die Therapie. Seit ein paar Monaten erlebt sie im Abstand von ein paar Tagen heftige Erregungszustände, die durch Herzrasen, Schweißausbrüche, Zittern und hyperventilatorische Atmung geprägt sind. Es ist die Befürchtung, keine Luft mehr zu bekommen, die Frau D. ängstigt und sie diesen Zustand als sehr bedrohlich und unkontrollierbar erleben lässt. Seit 4 Wochen kann Frau D. ihrer Tätigkeit als Schreibkraft nicht mehr nachgehen, obwohl sie gern arbeitet und sich als sehr aktiven Menschen beschreibt. Ihr Ehemann versucht sie während dieser Panikzustände zu unterstützen, steht dem Geschehen aber genauso hilflos gegenüber wie die Patientin selbst. Den Panikattacken geht jeweils eine Situation voraus, in der sich Frau D. im sozialen Umfeld aufgeregt hat. Meistens empfindet sie eine Situation als ungerecht und kann sich gedanklich nicht davon lösen. Frau D. beschreibt, dass sie „sofort in die Luft geht", wenn sie mit Ungerechtigkeit konfrontiert wird: „Ich muss mich dann einfach aufregen, auch wenn ich selbst gar nicht betroffen bin." Schafft sie es, sich in der Situation zu kontrollieren, regt sie sich später noch stundenlang darüber auf. Dieses Verhaltensmuster kennt die Patientin schon seit ihrer Kindheit. Sie führt es darauf zurück, dass ihre 5 Jahre jüngere Schwester von ihrer Mutter sehr stark bevorzugt wurde. Die Mutter wollte unbedingt ein zweites Kind, hatte den Wunsch schon fast aufgegeben, als sie doch noch einmal schwanger wurde. Aus der Sicht der Patientin wurde das lang ersehnte Wunschkind wie eine „Prinzessin" behandelt, während sie zunehmend in die Rolle des „Aschenputtels" geriet. Dass sich Frau D. bei empfundenen Ungerechtigkeiten schnell aufregt, erlebt sie als einen typischen Anteil von sich, der in einem gewissen Maß auch positiv in ihr Selbstbild einer kämpferischen Frau integriert ist. Sie kann aber auch sehen, dass ihre Aufregung manchmal der Situation nicht angemessen ist. Frau D. ist sozial sehr gut integriert, hat einen großen Freundeskreis, übernimmt dort gern Aufgaben und eckt dort wie auch beruflich mit ihrer schnell aufbrausenden Art nicht an. Sie wird im Gegenteil eher als lebendig und engagiert beschrieben. Problematisch wird die Bereitschaft zur Aufregung erst nach der Entfernung ihrer Schilddrüse wegen eines Karzinoms. Die anschließende hochdosierte Hormontherapie senkt die Erregungsschwelle noch weiter, sodass Frau D. in einem permanent erhöhten Erregungszustand ist. Nun reichen sehr geringe Auslöser, um in starke Erregung zu geraten, die Frau D. als unkontrollierbar erlebt. Bei Frau D. entwickelt sich schnell eine Panikstörung. Frau D. verspricht sich von der Therapie, ihre Problematik besser verstehen zu können, die Panik wieder loszuwerden oder zumindest besser mit ihr umgehen zu können. Im ersten Therapieabschnitt wird mittels Psychoedukation ein Störungsmodell entwickelt, das Grundlage für Reattributionsprozesse und eine gestufte Exposition mit körperbezogenen Stimuli ist. Dieses klassische verhaltenstherapeutische Vorgehen zeigt schon nach wenigen Stunden Erfolge, sodass es Frau D. gelingt, aufkommende Panikgefühle schneller einzuordnen und abzuschwächen. Im zweiten Teil der Therapie wird die Empfindlichkeit gegenüber Ungerechtigkeit in den biographischen Kontext eingeordnet und gewürdigt. Durch motivierende Gesprächsführung kann sich die Patientin entscheiden, das generelle Muster („Ich muss mich aufregen, falls etwas ungerecht ist.") zu relativieren. Sie möchte die Rolle der „Anwältin für die ganze Welt" aufgeben und schneller entscheiden können, wann sie wirklich mit ihrer Aufregung etwas bewirken kann und wann sie unnötig ihre Erregung in die Höhe treibt. Frau D. beobachtet sich selbst und protokolliert Situationen, in denen sie sich aufregt und welche Folgen diese Aufregung für sie hat. Das gelingt ihr am besten mit dem ABCDE-Schema der Rational-Emotiven Therapie, was sie oft übt. Das Thema „Ungerechtigkeit in der Familie" möchte sie trotzdem gern noch bei ihrer Mutter ansprechen. Rollenspiele helfen ihr, das angemessen zu tun. Das Einfühlungsvermögen der Mutter ist allerdings begrenzt, wofür die Patientin angesichts des Alters und Persönlichkeit der Mutter ein gewisses Verständnis aufbringen kann. Nach 18 Stunden Psychotherapie zieht Frau D. die Bilanz, dass es ihr wieder sehr viel besser gehe, sie viel über sich und ihren Körper gelernt habe und die Panikattacken nur noch selten aufträten. Sie rege sich nicht mehr über jeden Radfahrer auf, der ihr die Vorfahrt nähme, beteilige sich aber andererseits aktiv an einer Protestaktion in ihrem Wohnviertel. Das Schönste sei, dass sie wieder arbeiten könne und auch ihr morgendliches Schwimmen wieder aufgenommen habe, was sie wegen der Erwartungsangst aufgegeben habe. Allerdings gebe es noch einige Situationen im familiären Umfeld, für die ihr noch ein guter Umgang fehle. Es sei dann immer so, dass sie eine starke Bevorzugung der Schwester bemerke, mit der sie nicht gerechnet habe. Sie sei dann so überrascht und unvorbereitet, dass alle gelernten Strategien nicht mehr greifen würden und sie mit starker Erregung reagiere, die sich bis zur Panik steigern könne. Sie käme zwar aus dem Panikzustand schneller wieder raus als früher, es koste sie aber sehr viel Kraft und gebe ihr das Gefühl, mit diesem familiären Problem nie fertig werden zu können, was die Anspannung gegenüber der Mutter und Schwester erhöhe und somit nicht zu einem besseren Verhältnis beitrüge. Mit einem zeitlichen Abstand könne sie die Situation einordnen und ruhen lassen, in der Situation fühle sie sich aber hilflos. Da der Patientin in diesen Situationen vor allem die Fertigkeit der Distanzierung fehlt, wird ihr die „Da ist ..."-Distanzierung nahe gebracht (s. II, S. 70). Sie wird zunächst gebeten, die letzte Situation zu schildern, wie sie sie erlebt hat, also nicht zu reflektieren oder zu relativieren. Sie wird dabei unterstützt, indem sie Raum zum Erzählen hat, nichts hinterfragt wird, die Empfindungen bestätigt werden („Das ist aber auch gemein ..."). In einem zweiten Schritt erzählt die Patientin noch einmal dieselbe Situation, die stellvertretend von der Therapeutin mit der „Da ist ..."-Formulierung kommentiert wird („Da ist die Bewertung, dass die Mutter gemein ist. Da ist der Gedanke: Wie kann sie nur? Da ist eine Empfindung von Wärme im Bauch. Da ist die Wahrnehmung, dass das Herz schlägt."). Frau D. ist sehr verwundert, wie schnell sie sich beruhigt, wenn sie diese Formulierungen von der Therapeutin hört. In der dritten Phase schildert sie selbst noch einmal die Situation, wobei sie mit therapeutischer Unterstützung ausschließlich die „Da ist …"-Formulierungen verwendet. Sie erlebt einerseits, dass sie körperlich schnell ruhiger wird, sie aber ein Gefühl der Verletzung wahrnimmt, was ihr in den Situationen nicht bewusst ist. Der Patientin wird klar, dass sie ihren Ärger sehr gut spüren kann, die Verletzlichkeit dagegen kaum. Frau D. übt die „Da ist …"-Distanzierung zunächst in neutralen Situationen, um sie dann in Stresssituationen anwenden zu können, was ihr sehr gut gelingt. Die Verletzlichkeit wird in den letzten Therapiestunden thematisiert und neben dem kämpferischen Teil in das Selbstbild der Patientin positiv integriert. In einem Kontakt ein Jahr nach dem Therapieende berichtet Frau D., sich weiterhin gut von Stresssituationen distanzieren zu können und die familiären Belastungen besser bewältigen zu können, Panikattacken seien nicht mehr aufgetreten.

II Achtsamkeitsbasierte Übungen

Einleitung 59
    Anforderungen an die Therapeuten – 59

Übungen 61
    Der Fluss – 61
    Tagträumen – 62
    Küken auf der Wiese – 63
    Wind auf der Oberfläche – 64
    Das rosa Nilpferd – 65
    Gedanken als Papierboote auf dem Fluss – 66
    Bauklötze staunen – 67
    Wimmelbücher achtsam betrachten – 68
    Atemmeditation – 69
    Wechselatmung – 70
    Achtsame Bauchatmung – 71
    „Da ist ..."-Distanzierung – 72
    Was- und Wie-Fertigkeiten – 74
    Koordinationsübungen – 76
    HABeobacht! – 77
    Der Body-Scan – 78
    Gehmeditation – 80
    Arm halten – 81
    Tagebuch achtsam schreiben – 82
    Haiku schreiben – 83
    Mitgefühl kultivieren – 85
    Die Ampel des Verlangens – 87
    Die Wahrnehmungs-Erfahrungs-Validierungs-Technik – 89
    Achtsames Essen – 91
    Busfahrer sein – das achtsame Betrachten von Gedanken zur Essstörung – 93
    Das achtsame Betrachten von Aggression – 94

Gruppenübungen **95**
    Partnerpantomime – 95
    Etwas am Gegenüber verändert sich – 96
    Immer dem Geräusch nach! – 97
    Stühle balancieren – 98

Achtsamkeitsbasierte Übungen

Einleitung

Im folgenden Teil II sind achtsamkeitsorientierte Übungen aufgeführt. Es werden jeweils der Zeitaufwand, das Ziel, die Instruktion und Anmerkungen aufgeführt. Das Kapitel beginnt mit Übungen, die das Prinzip der Achtsamkeit verdeutlichen und bei vielen Störungsbildern angewandt werden können. Die Übungen werden immer spezifischer und zum Schluss werden Übungen dargestellt, die besonders gut in Gruppen angewendet werden können.

Kontraindikationen für alle Übungen sind akute Suizidalität und psychotische Symptome. Wie in den Störungskapiteln jeweils dargestellt, sollte bei jeder Symptomatik genau beachtet werden, ob und wann eine achtsamkeitsbasierte Intervention in Verbindung mit klassischen verhaltenstherapeutischen Techniken sinnvoll eingesetzt werden kann.

Anforderungen an die Therapeuten

Gemäß dem Transparenzgebot der Verhaltenstherapie wird jede Übung dem Patienten vor der Durchführung erklärt. Gibt es einen plausiblen Grund, das Ziel nicht vorher zu benennen, wird es dem Patienten im Anschluss an die Übung vermittelt. Dabei ist wichtig, dass der Zusammenhang der Übung zu den Beschwerden des Patienten klar hergestellt wird. Während der Anleitung wird sorgfältig darauf geachtet, dass die Patienten genau verstehen, was sie tun sollen, damit sie nicht während der Übung verunsichert sind. Therapeuten sollten sich bewusst sein, dass ihre innere Haltung bei der Einführung in eine Übung als Modell für die Betroffenen gilt. Somit wird angestrebt, dass Therapeuten die Übungen geduldig und ermutigend anleiten, der Tonfall ist freundlich-neutral und nicht suggestiv. Bei der Auswertung werden die berichteten Phänomene gewürdigt und eingeordnet. Das kann die Akzeptanz von ungewöhnlichen, beängstigenden oder verunsichernden Erfahrungen beim Patienten erhöhen. Sollen die Übungen den Patienten langfristig helfen, müssen sie regelmäßig geübt werden. Um das zu gewährleisten, ist neben der Vermittlung der Sinnhaftigkeit auch die konkrete Planung des Trainings wichtig. Nach einer Übung sollte ein Patient wissen, wie er diese Übung in seinen Alltag integrieren kann. Um die Erfahrungen besprechen zu können, bietet es sich an, dass die Übenden ihre Erlebnisse protokollieren. Die Motivation der Betroffenen zu Übungen erhöht sich, wenn die Therapeuten regelmäßig interessiert nach den Erfahrungen mit den Übungen fragen.

Übungen

Der Fluss

5 Minuten

Ziel der Übung
Interne Prozesse bewusst wahrnehmen

Instruktion
Mit der folgenden Übung wird die bewusste Wahrnehmung Ihrer inneren Welt gestärkt. Bitte schließen Sie die Augen oder schauen Sie auf einen Punkt vor sich auf den Boden. Stellen Sie sich vor, dass Sie am Ufer eines Flusses sitzen. Auf dem Wasser spiegeln sich Ihre Gedanken, Gefühle und Wahrnehmungen, die Sie in diesem Moment haben, wider. Versuchen Sie, das Bild des Flusses lebendig werden zu lassen. (Pause) Seien Sie achtsam und bewusst in der Wahrnehmung Ihres Flusses. Nehmen Sie alle Einzelheiten wahr und lassen Sie sie dann vorüberziehen. Bewerten Sie die Wahrnehmung nicht, halten Sie nicht daran fest, sondern vergegenwärtigen sich nur, dass da ein Gedanke ist oder dass da ein Gefühl ist. Der Fluss trägt all diese und fließt weiter. (Pause) Bleiben Sie bei der Beobachtung. (Pause) Verabschieden Sie sich nun von der Betrachtung und kommen Sie mit Ihrem Bewusstsein wieder in diesen Raum zurück und öffnen Sie die Augen.

Anmerkung
Die Übung ist eine gute Einstiegsübung, um interne Vorgänge als solche wahrzunehmen. Allerdings erfordert sie etwas Phantasie. Für Menschen, die über wenig Vorstellungskraft verfügen, sind andere Übungen besser geeignet.

Tagträumen

Nach Wells [2008]
10 Minuten

Ziel der Übung
Bewusstwerden der Eigendynamik von Gedanken und Einüben des Zulassens von Gedanken und Bildern ohne Einflussnahme

Instruktion
Mit der folgenden Übung möchte ich Ihnen einen neuen Umgang mit Gedanken und Bildern aufzeigen. Bitte schließen Sie die Augen oder schauen Sie auf einen Punkt vor sich auf den Boden. Lassen Sie vor Ihrem geistigen Auge ein Bild von einem wunderschönen Sandstrand und einem Sonnenaufgang entstehen. (Pause) Stellen Sie sich vor, Sie wären dort und würden es sehr genießen. Schauen Sie sich die Szene einen Moment an. (Pause) Jetzt möchte ich Sie bitten, sich als Beobachter dieser Szene zurückzulehnen und zu schauen, ob und wie sich diese Szene entwickelt. Versuchen Sie, keinen Einfluss zu nehmen und etwas entstehen zu lassen, sondern schauen Sie einfach zu. Werden Sie Beobachter der Szene, nicht Teilnehmer. (Pause) Kommen Sie nun mit Ihrem Bewusstsein wieder in diesen Raum zurück und öffnen Sie die Augen.

Anmerkung
Die Übung kann auch gut in der Gruppe angewandt werden. Reflektiert wird in der Gruppe wie im Einzelkontakt die Trennung von Selbst und Eigendynamik von Gedanken.

Übungen

Küken auf der Wiese

5 Minuten

Ziel der Übung
Veranschaulichung des Begriffs Achtsamkeit

Instruktion
Bitte versuchen Sie, vor Ihrem geistigen Auge folgendes Bild entstehen zu lassen: Auf einer eingezäunten Wiese von 10 mal 10 Metern befinden sich 20 Küken, also 20 kleine, gelbe, flauschige Hühner. Ihre Aufgabe ist es nun, diese Küken zu hüten, das heißt, Sie müssen Sie im Blick behalten. Stellen Sie sich vor, Sie entdecken unter den 20 Küken 2, die eine besondere und andersartige Färbung haben. Möchten Sie diese weiter beobachten? Fragen Sie sich und stellen Sie sich vor, was passiert, wenn Sie Ihrem Wunsch nach besonderer Beachtung der 2 Küken nachgeben? Was passiert dann mit Ihrer ursprünglichen Aufgabe? Versuchen Sie sich vorzustellen, Sie wollen einerseits die 2 Küken und andererseits die 18 anderen Küken im Blick behalten. Beobachten Sie noch ein paar Minuten dieses Bild, bevor ich Sie wieder anspreche. (Pause) Bitte öffnen Sie jetzt wieder Ihre Augen und lassen Sie uns über das sprechen, was Sie erlebt haben.

Anmerkung
Diese kleine Übung eignet sich sehr gut, um Patienten deutlich zu machen, welche Folgen es hat, sich auf einzelne Aspekte der Wahrnehmung zu konzentrieren und somit die Offenheit für andere Eindrücke einzuschränken. Deshalb kann sie neben den spezifischen Indikationen vor allem als einführende Übung für achtsamkeitsbasierte Interventionen durchgeführt werden.

Wind auf der Oberfläche

5 Minuten

Ziel der Übung
Wahrnehmen von Gefühlen und deren Flüchtigkeit verdeutlichen

Instruktion
Mit der folgenden Übung möchte ich Sie einladen, einen Blick auf Ihre Gefühle zu werfen. Es geht darum, diese wahrzunehmen und vorüberziehen zu lassen. Bitte schließen Sie dafür die Augen oder schauen Sie auf einen Punkt auf den Boden vor sich. Stellen Sie sich vor, Sie selber wären das Wasser in einem klaren schönen See. Versuchen Sie das Bild lebendig vor Ihrem geistigen Auge entstehen zu lassen. (Pause) Nun möchte ich Sie bitten, sich vorzustellen, dass Ihre Gefühle wie der Wind sind. Sie kommen und gehen, sie streichen über das Wasser, vielleicht wirbeln sie es sogar auf, aber sie verschwinden wieder, wie Gäste, die zu Besuch kommen und wieder gehen. Versuchen Sie das Bild lebendig vor Ihrem geistigen Auge entstehen zu lassen. (Pause) Vielleicht spüren Sie sogar im Moment Gefühle. (Pause) Schauen Sie sie an wie den Wind. Lassen Sie sie kommen und wieder vorüberziehen. (Pause) Nun verabschieden Sie sich bitte wieder von diesem Bild und öffnen die Augen.

Anmerkung
Für Menschen, die über wenig Vorstellungskraft verfügen, sind andere Übungen besser geeignet.

Das rosa Nilpferd

Nach Wells [2008]
10 Minuten

Ziel der Übung
Verdeutlichung der Eigendynamik von Gedanken und der Aufrechterhaltung negativer Denkprozesse durch Einflussnahme

Instruktion
Mit der folgenden Übung möchte ich Ihnen einen neuen Umgang mit Gedanken und Bildern aufzeigen. Es geht um das Festhalten und Loslassen von Gedanken und Bildern. Bitte schließen Sie die Augen oder schauen Sie auf einen Punkt auf dem Boden vor sich. Ich möchte Sie einladen, vor Ihrem geistigen Auge das Bild von einem rosa Nilpferd entstehen zu lassen. Schauen Sie sich das rosa Nilpferd einen Moment an. Jetzt möchte ich Sie bitten, 2 Minuten nicht an dieses rosa Nilpferd zu denken oder Nilpferde in Ihre Gedanken eintreten zu lassen. Schieben Sie sie einfach weg. Fangen Sie nun damit an. (Pause) Was haben Sie bemerkt? Haben Sie an ein rosa Nilpferd gedacht? (Pause) Jetzt möchte ich Sie einladen, Ihren Geist 2 Minuten frei schweifen zu lassen. Ihr Geist ist wie eine Landschaft, die sich frei entfaltet. Sie sind in diesem Teil der Übung einfach achtsamer Beobachter der Szenerie. Vielleicht entdecken Sie Gedanken, vielleicht Erinnerungen oder Bilder. Vielleicht nehmen Sie auch einfach geistige Stille wahr. Wenn Sie Gedanken an das rosa Nilpferd bemerken, dann lassen Sie das zu, beobachten diese passiv einfach als Teil Ihrer geistigen Landschaft. Fangen Sie nun an, Ihre Gedanken schweifen zu lassen. (Pause) Jetzt machen Sie sich bitte bewusst, was Sie beobachten konnten. Haben Sie an das rosa Nilpferd gedacht? Wie wichtig erschien Ihnen der Gedanke an das rosa Nilpferd beim zweiten Mal? Öffnen Sie nun bitte die Augen und berichten Sie, ob es für Sie einen Unterschied zwischen dem ersten und dem zweiten Teil der Übung gab.

Anmerkung
Die Übung ist im ersten Teil wie Übungen zur Verdeutlichung des Gedankenunterdrückens bei Zwangsstörungen. Der Unterschied besteht durch den zweiten Teil, der eine neue Erfahrung ermöglicht. Die Betroffenen lernen einerseits, dass Kontrollversuche das Problem aufrechterhalten und andererseits wird mit dieser Technik gezeigt, dass es möglich ist, Gedanken als solche zu betrachten, ohne an ihnen festzuhalten oder sie zu bewerten.

Gedanken als Papierboote auf dem Fluss

10 Minuten

Ziel der Übung
Achtsame Wahrnehmung von Kognitionen und Distanz zu Kognitionen

Instruktion
Bitte schließen Sie die Augen oder schauen Sie auf einen Punkt auf dem Boden vor sich. Stellen Sie sich einen langsam fließenden Fluss vor. Lassen Sie den träge fließenden Fluss vor Ihrem geistigen Auge entstehen und betrachten Sie ihn. (Pause) Nun können Sie erkennen, dass auf dem Fluss kleine, gefaltete Papierboote schwimmen. Jedes Papierboot stellt einen Gedanken von Ihnen dar. Bitte versuchen Sie nun, Ihre aufkommenden Gedanken zu benennen und getrennt voneinander jeweils auf ein Papierboot zu setzen. Sie sagen also beispielsweise: „Da ist der Gedanke, dass diese Übung komisch ist" und setzen diesen Gedanken auf ein Papierboot. Vielleicht bleiben manche Boote auch leer. Lassen Sie die Papierboote mit Ihren Gedanken im langsam fließenden Fluss davonziehen. Halten Sie an nichts fest, sondern bleiben Sie achtsam in der Wahrnehmung und Benennung Ihrer Gedanken. (Pause) Nun beenden Sie die Übung und öffnen die Augen.

Anmerkung
Die Patienten können nach einer Zeit des Übens auch eine andere Metapher wählen. Es eignen sich Wolken am Himmel, schwimmende Blätter auf einem Bach oder Waggons einer Modelleisenbahn.

Bauklötze staunen

10 Minuten

Ziel der Übung
Training der Achtsamkeit

Instruktion
Ich gebe Ihnen nun einen einfachen Bauklotz in die Hand. Legen Sie ihn auf die Handfläche und schauen Sie ihn in Ruhe an. Schauen Sie nur, bewegen Sie die Hand möglichst wenig. Bleiben Sie aufmerksam bei der Betrachtung des Bauklotzes. (Pause) Vielleicht entdecken Sie noch etwas, was Sie bislang nicht gesehen haben, vielleicht aber auch nicht. (Pause) Bleiben Sie mit Ihrer vollen Aufmerksamkeit bei dem Klötzchen, auch wenn Sie den Eindruck haben, dass Sie schon alles erfasst haben. Schauen Sie nur und bleiben Sie aufmerksam. (Pause) Nun schließen Sie die Augen und betasten Sie den Bauklotz. Beschreiben Sie innerlich Ihre Wahrnehmungen, ohne sie zu bewerten. (Pause) Bleiben Sie mit Ihrer Aufmerksamkeit bei der Aufgabe. Falls Sie abschweifen, kommen Sie einfach wieder zurück. (Pause) Verabschieden Sie sich jetzt von der Betrachtung und öffnen Sie die Augen.

Anmerkung
Diese Übung ist schwieriger, als sie zunächst scheint, weil Bauklötze wenig Interessantes bieten. Das Objekt ist analytisch schnell erfasst. Deshalb lässt sich hieran sehr gut trainieren, längere Zeit achtsam zu sein, ohne dass neue Reize geboten werden.

Wimmelbücher achtsam betrachten

Variabel

Ziel der Übung
Achtsame Aufmerksamkeit lenken und trainieren

Instruktion
Nehmen Sie ein Wimmelbuch, setzen Sie sich in einen ruhigen Bereich und beginnen Sie mit der achtsamen Betrachtung des Buches. Versuchen Sie wahrzunehmen, wie Sie das Buch halten, ob es Ihre Beine oder Arme berührt oder auf einem Tisch aufliegt. Wie fühlt sich das Buch in Ihren Händen an? (Pause) Spüren Sie das Papier oder feste Pappe? Schauen Sie das Buch an, als ob Sie es das allererste Mal sehen. (Pause) Was sehen Sie, wenn Sie das Buch auf den ersten Blick betrachten? (Pause) Was sehen Sie, wenn Sie die erste farbige Bilderseite betrachten? Benennen Sie im Folgenden ohne Bewertung die Objekte, Farben und Tätigkeiten der gezeichneten Figuren in diesem Buch. „Da ist ein gezeichneter Bauarbeiter, der eine Schubkarre hält; Da ist …" (Pause) Wenn Sie bemerken, dass Ihre Gedanken unruhig werden oder Sie sich unruhig fühlen, benennen Sie freundlich Ihre Gedanken und Gefühle. „Da ist ein Gedanke über …, da ist ein Gefühl von …" Kehren Sie wieder zur Betrachtung des Buchs zurück. Nehmen Sie alle Details ohne Bewertung wahr und beschreiben Sie diese. Seien Sie sich bewusst, dass Ihre Aufgabe das achtsame Betrachten des Buches ist, welchem Sie jetzt Zeit und Aufmerksamkeit schenken. Haben Sie eine Seite ausführlich betrachtet, blättern Sie um und beginnen Sie erneut das achtsames Betrachten und Beschreiben. Schauen Sie die Objekte mit einer kindlichen Neugierde und Offenheit an. (Pause)

Anmerkung
Sogenannte Wimmelbücher sind Kinderbilderbücher von verschiedenen Autoren, in denen vielfältige Szenen mit unterschiedlichen Personen und Tieren lebendig und bunt dargestellt sind. Die Bilder sind so detailreich, dass es vieles darin zu entdecken gibt. Solche Bücher können gut eingesetzt werden, um das bewusste und aufmerksame Wahrnehmen in der Gegenwart zu trainieren. Wichtig ist auch hier, eine nichtbeurteilende und konzentrierte Haltung einzunehmen, einerseits gegenüber dem Buch, andererseits gegenüber dem eigenen unruhigen Geist, der immer wieder sanft zum Objekt der Betrachtung zurückgeführt werden muss.

Atemmeditation

Variabel

Ziel der Übung
Training der Achtsamkeit

Instruktion
Nehmen Sie bitte eine aufrechte Sitzposition ein, lehnen Sie sich nicht an die Rückenlehne an. Falls es Ihnen möglich ist, schließen Sie bitte die Augen oder schauen Sie auf einen Punkt vor sich auf dem Boden. (Pause) Wenn Sie sich zur Atemmeditation entschlossen haben, atmen Sie ganz normal weiter wie bisher. Betrachten Sie Ihren Atem und bleiben Sie mit Ihrer Aufmerksamkeit in der Gegenwart. Vielleicht hilft es Ihnen, wenn Sie bei jedem Einatmen „ein" denken und bei jedem Ausatmen „aus". (Pause) Schweifen Ihre Gedanken ab, dann registrieren Sie das geduldig und kommen wieder zu Ihrer Atmung zurück. Sie dürfen immer wieder zurückkommen zum Atem. Im Moment ist nur die Aufmerksam für den Moment und Ihre Atmung von Bedeutung. (Pause) Bleiben Sie in der Gegenwart. (Pause) Betrachten Sie aufmerksam Ihren Atem. (Pause) Nun beenden Sie bitte die Übung und öffnen die Augen. Nehmen Sie sich einen Moment Zeit, Ihre Umgebung auf sich wirken zu lassen. Wie geht es Ihnen jetzt?

Anmerkung
Für viele Patienten ist es zunächst schwer, sich auf die Atmung zu konzentrieren. Der Therapeut verdeutlicht deshalb, dass es vollkommen normal ist, dass das Gehirn ständig aktiv und es selbstverständlich ist, dass Gedanken von der Betrachtung des Atmens ablenken. Meditation ist genauso ein Übungsprozess wie das Erlernen anderer Fertigkeiten. Fällt es Patienten sehr schwer, diese Übung durchzuführen, dann wird mit kleinen Zeiteinheiten begonnen. Der Patient wird ermutigt, zunächst 1 Minute ganz bewusst auf die Atmung zu achten. Der Zeitraum wird dann langsam gesteigert.

Manchen Patienten fällt die Übung auch wegen ihres Störungsbildes schwer. Kommt der Patient durch die Atemmeditation in einen ruhigen Zustand, kann es sein, dass das ein Auslöser für Panikgefühle ist, Zwangsgedanken oder Erinnerungen an traumatische Erlebnisse vermehrt auftreten oder Spannungen wahrgenommen werden. Treten solche Symptome auf, muss genau erwogen werden, ob die Atemmeditation überhaupt die richtige Intervention ist und ob der Zeitpunkt geeignet ist.

Wechselatmung

5–10 Minuten

Ziel der Übung
Training der Achtsamkeit

Instruktion
Nehmen Sie bitte eine aufrechte Sitzposition ein, lehnen Sie sich nicht an die Rückenlehne an. Falls es Ihnen möglich ist, schließen Sie bitte die Augen oder schauen Sie auf einen Punkt vor sich auf dem Boden. (Pause). Ich werde Sie nun zur Wechselatmung anleiten. Es handelt sich dabei um eine sehr alte asiatische Atemtechnik, bei der das rechte oder linke Nasenloch abwechselnd durch den Daumen beziehungsweise Ringfinger verschlossen wird.

a) Legen Sie den rechten Daumen an das rechte Nasenloch und drücken Sie das rechte Nasenloch sanft zu, atmen Sie nun durch das linke Nasenloch ein. Verschließen Sie das linke Nasenloch nach der Einatmung mit dem rechten Ringfinger.

b) Atmen Sie nun durch das rechte Nasenloch aus und auch rechts wieder ein. Verschließen Sie nun rechts und atmen links aus und dort auch wieder ein.

Sie atmen also immer mit der Seite ein, auf der Sie zuvor ausgeatmet haben. Zu Beginn ist das vielleicht ungewohnt und manchmal meint man, dass man zu wenig Luft bekommen würde. Versuchen Sie sich an diesen Rhythmus zu gewöhnen und konzentrieren Sie sich nur auf Ihre Atmung. Sollte Ihnen schwindelig oder übel werden, beenden Sie die Übung.

Anmerkung
Für viele Patienten ist die Wechselatmung ein guter Einstieg in die Mediation, da sie aktiv etwas tun müssen, das ihre Konzentration bindet.

Achtsame Bauchatmung

Nach Thich Nhat Hanh [2004]
5–30 Minuten

Ziel der Übung
Training der Achtsamkeit

Instruktion
Bitte legen Sie die Hände auf den Unterbauch. Das kann Ihnen helfen, die Aufmerksamkeit auf den Atem und den Bauch zu lenken und in den Bauch hinein zu atmen. Richten Sie Ihre Aufmerksamkeit nun auf den Atem und den Unterbauch. Nehmen Sie wahr, wie Ihr Atem fließt und Ihr Unterbauch sich hebt und senkt. Versuchen Sie nicht, Ihre Atmung besonders zu beeinflussen, nehmen Sie nur wahr. (Pause) Bleiben Sie bei der Wahrnehmung des Atems und des Unterbauchs. (Pause) Wenn Sie merken, dass Ihr Geist unruhig wird und wandert, lenken Sie Ihre Aufmerksamkeit sanft wieder zurück zum Atemstrom und richten Ihre Aufmerksamkeit wieder auf den Atem und das Heben und Senken der Bauchdecke. (Pause) Beenden Sie nun die Übung.

Anmerkung
Vor der Übung verdeutlicht man den Patienten den Unterschied zwischen Brust- und Bauchatmung, indem man zunächst die Hände auf die Brust legen lässt, später auf den Unterbauch. Um die Bauchatmung zuverlässig einsetzen zu können, muss sie geübt werden.

„Da ist …"-Distanzierung

30 Minuten

Ziel der Übung
Distanzierung von Emotionen, gegebenenfalls Erkennen von Primäremotionen, die wegen starker Sekundäremotionen nicht wahrgenommen werden können.

Instruktion
a) Sie haben gesagt, dass Sie in der Situation sehr wütend waren. Berichten Sie mal, was passiert ist, als wären Sie gerade in der Situation … (Patient stellt Situation dar, Therapeut kommentiert ohne Veränderungsabsicht). Sie stehen gerade an der Kasse … oh, das ist ja wirklich unverschämt …, das ist ja blöd … Wie fühlen Sie sich jetzt nachdem Sie berichtet haben? Ah, Sie spüren jetzt wieder Wut …
 b) Berichten Sie die Situation bitte noch einmal. Ich werde Sie nun häufiger unterbrechen und in einer etwas anderen Weise wiederholen, was Sie gesagt haben. Okay? (Patient beginnt wieder, Therapeut kommentiert nun die Äußerungen, indem er jeden Satz mit „Da ist …" beginnt). Da sind Menschen vor der Kasse, da tippt eine Frau auf einer Tastatur, da ist der Gedanke, dass Sie schnell aus dem Laden müssen, weil Sie noch etwas vorbereiten müssen, da ist ein Mann, da ist der Gedanke, dass es unverschämt ist, dass er direkt zur Kasse geht, da ist das Gefühl von Wut … So, wie geht es Ihnen jetzt, wenn ich das alles so kommentiere? Es war ungewohnt, das kann ich mir vorstellen und Sie sind jetzt ruhiger. Ah, interessant. Haben Sie eine Idee, wie das passiert ist? Es ist ja dieselbe Situation, über die Sie berichtet haben.
 c) Es ist eine ungewöhnliche Art, alle Gedanken, Wahrnehmungen, Gefühle oder Körpersignale so umzuformulieren. Deshalb möchte ich gern, dass Sie die Geschichte noch einmal berichten, und zwar in dieser „Da ist …- Form". Ich werde Sie gern dabei unterstützen, das ist ja nun ganz neu für Sie. (Patient berichtet in der „Da ist …- Form, wobei der Therapeuten konsequent die „Da ist …"- Form nennt, falls der Patient davon abweicht.) Und? Wie fühlen Sie sich jetzt? … Können Sie sich vorstellen, dass Ihnen diese Methode helfen könnte, sich in schwierigen Situationen für eine Zeit vom Geschehen zu distanzieren? Gut, dann schlage ich vor, dass Sie zunächst in Situationen üben, in denen Sie entspannt sind, das ist am Anfang leichter. Sie könnten beispielsweise üben, wenn Sie essen. Das könnte dann so aussehen: Da ist der Gedanke „Ich freu mich, dass das Essen so lecker aussieht, da ist der Impuls, Reis auf den Löffeln zu nehmen, da ist Speichel in meinem Mund" und so weiter. Machen Sie das zunächst nur für ein paar Minuten, da Sie die volle Konzentration für diese Übung benötigen.

Anmerkung
Der Effekt der Übung während der Therapie ist in der Regel eine Distanzierung von den als unangenehm erlebten Gefühlen. Voraussetzung dafür ist, dass der Betroffene die Situation erst ungefiltert erzählen darf und vom Therapeuten validiert ist. Wird direkt mit der Modifikation begonnen, fühlt sich der Patient vermutlich nicht ernst genommen und entwickelt gegebenenfalls Ärger auf den Therapeuten.

Was- und Wie-Fertigkeiten

Nach Linehan [1996]
10–45 Minuten

Ziel der Übung
Konzept von Achtsamkeit vermitteln, Selbstwahrnehmung und Selbstkontrolle fördern

Instruktion
Zunächst möchte ich Ihnen erklären, worum es bei der Achtsamkeit geht. Im Anschluss möchte ich mit Ihnen eine kurze Übung dazu machen, damit Sie sich besser vorstellen können, was ich meine. Was versteht man unter Achtsamkeit? Achtsamkeit besteht aus unterschiedlichen Fertigkeiten, den sogenannten Was- und den sogenannten Wie-Fertigkeiten. Die Was-Fertigkeiten sind das Wahrnehmen, das Beschreiben und das Teilnehmen. Ziel dieser Fertigkeiten ist es, den Alltag bewusst zu erleben und ganz im Hier und Jetzt zu bleiben, ohne an einem Gedanken hängenzubleiben oder vor etwas zu flüchten. Nun möchte ich Ihnen das im Einzelnen erklären: Beim Wahrnehmen geht es darum, sich der Innen- und Außenwelt ganz zuzuwenden, ohne wegzuschauen oder etwas davon extra herauszugreifen. Stellen Sie sich vor, dass Sie auf einer Zuschauertribüne sitzen und die Welt aus einer Zuschauerperspektive wahrnehmen. Sie schauen einfach zu. Beim Beschreiben geht es darum, alle Gedanken, Gefühle und Wahrnehmungen einzeln zu benennen, ohne sie miteinander zu mischen. Stellen Sie sich also vor, Sie seien der Radioreporter auf der Tribüne, der alle Gedanken, Wahrnehmungen und Gefühle einzeln benennt. Beim Teilnehmen geht es darum, mit der Aufmerksamkeit ganz im Hier und Jetzt zu bleiben, nicht in die Vergangenheit oder Zukunft oder ins Grübeln abzugleiten. Bleiben Sie also mit Ihrer vollen Aufmerksamkeit in der Situation und vergegenwärtigen Sie sich Ihre Aufgabe als Radioreporter: Sie schauen zu, Sie beschreiben und Sie bleiben sehr aufmerksam ganz im Hier und Jetzt. Die Wie-Fertigkeiten zeigen Ihnen, wie Sie die Übung durchführen sollen. Nämlich nichtwertend, konzentriert und wirkungsvoll. Das bedeutet, dass Sie alle Beschreibungen neutral formulieren, ohne sich ablenken zu lassen. Dabei gibt es kein richtig oder falsch, sondern tun Sie das, was die Situation erfordert. Um im Beispiel des Radioreporters zu bleiben, sind Sie ein konzentrierter Beobachter, der seine Aufgabe ernst nimmt und dem Zuhörer ein neutrales Bild der Situation vermittelt, ohne es durch seine Wertungen zu verzerren. Falls Sie keine Fragen mehr haben, möchte ich Sie nun zu einer kleinen Übung einladen. Ich habe hier ein Bild mitgebracht. Bitte schauen Sie es sich mit der eben beschriebenen achtsamen Haltung an. (Pause) Was nehmen Sie in diesem Augenblick wahr, in der Situation und in sich? (Pause) Was können Sie in diesem Augenblick benennen? (Pause) Was können Sie in der Situation beschreiben, was können Sie auf dem Bild, aber auch in sich an Gefühlen, Gedanken oder Verhaltensweisen getrennt voneinander beschreiben? (Pause) Bleiben Sie mit der Aufmerksamkeit im Hier und Jetzt und tun Sie, was die Situation von Ihnen erfordert. (Pause) Beenden Sie nun diese Übung und lassen Sie uns über Ihre Erfahrungen sprechen.

Anmerkung
Die Übung kann im Einzelsetting, aber auch sehr gut in Gruppen durchgeführt werden. Sie können Bilder, Musikstücke oder andere Materialien für die Übung nutzen. In Gruppen eignet sich auch gut ein Puzzle, das gemeinsam zusammengesetzt wird. Die Erklärung der Was- und Wie-Fertigkeiten wird den Patienten schriftlich mitgegeben. Mit Hilfe von Protokollierungen können die Betroffenen die Übung eigenständig durchführen und mit Alltagsgegenständen oder Ereignissen üben.

Koordinationsübungen

Variabel

Ziel der Übung
Aufmerksamkeit lenken und trainieren, Achtsamkeit fördern

Instruktion

Übung 1: Der Elefant
Eine Übung, die Aufmerksamkeit von Ihnen erfordert, ist der Elefant. Fassen Sie mit Ihrer rechte Hand die Nasespitze und führen Sie die linke Hand außen herum an das rechte Ohrläppchen. Nun tauschen Sie die Hände. Wechseln Sie mehrfach hin und her, ohne die Konzentration zu verlieren. Seien Sie geduldig mit sich und ermutigen Sie sich selbst, die Konzentration für diese Übung aufrechtzuhalten.

Übung 2: Luftwischen
Eine Übung, die Ihre Koordination fördert und Ihre Aufmerksamkeit fordert, ist das Luftwischen. Stellen Sie sich vor, dass Sie einen vorgestellten Tisch mit der flachen linken Hand reinigen möchten, Sie zeichnen liegende Kreise in die Luft. Machen Sie das ein paar Mal. Nun stellen Sie sich vor, dass Sie gleichzeitig mit der rechten Hand eine Fensterscheibe putzen würden. Das tun Sie, indem Sie stehende Kreise in der Luft zeichnen. Bleiben Sie aufmerksam und geduldig mit sich und beobachten Sie, ob die beiden Hände wirklich die jeweilige Bewegung richtig ausführen. Nun wechseln Sie die Hände und fahren mit dem Luftwischen fort.

Anmerkung
Ebenso wie Koordinationsaufgaben fordern auch Balanceübungen ein hohes Maß an Aufmerksamkeit und sind somit eine gute Übungsmöglichkeit für Achtsamkeit. So kann beispielsweise eine Kartoffel auf einem Löffel balanciert werden oder ein Säckchen mit Kirschkernen auf der Hand oder Schulter, jeweils im Stehen und Gehen. Auch Jonglieren mit mehreren Bällen ist sehr geeignet, aufmerksam und bewusst im Hier und Jetzt zu bleiben. Als besondere Herausforderung gilt es, den jeweiligen Übungsstand nichtbewertend zu beschreiben und zu akzeptieren.

HABeobacht!

1–2 Minuten

Ziel der Übung
Bewusstwerden des Körpers, der Gedanken und Gefühle

Instruktion
Im Alltag sind wir uns häufig unseres Körpers, unserer Gefühle und Gedanken nicht bewusst, weil wir uns auf unsere jeweilige Aufgabe konzentrieren oder beispielsweise durch andere Menschen oder das Fernsehen abgelenkt sind. Manchmal merken wir deshalb erst im Nachhinein, dass wir angespannt sind oder parallel zu einer anderen Tätigkeit ins Grübeln geraten sind. Mit der folgenden Übung können Sie immer wieder zwischendurch feststellen, wie es Ihnen gerade geht. Dazu brauchen Sie Obacht für sich selbst. Halten Sie einen Moment inne – atmen Sie einmal bewusst ein und aus – und beobachten Sie sich selbst: Gibt es einen spontanen Eindruck von Ihnen selbst? (Pause) Wie fühlt sich Ihr Körper gerade an? (Pause) Fallen Ihnen bestimmte Stellen besonders auf? (Pause) Was denken Sie gerade? (Pause) Was fühlen Sie gerade? (Pause). Beenden Sie nun die Übung. Falls Sie diese Übung im Alltag ausprobieren möchten, kann es sinnvoll sein, sich selbst daran zu erinnern. Sie können beispielsweise immer zur vollen Stunde diese kurze Selbstbeobachtung durchführen oder sich mit einem (Handy-)Wecker daran selbst erinnern. Um nichts zu vergessen, merken Sie sich den Namen der Übung: H(alt) – A(tmen) – Beobacht!

Anmerkung
Haben die Betroffenen schon die „Da ist ..."-Formulierung gelernt, können sie die Wahrnehmungen auch in dieser Form schildern.

Der Body-Scan

Nach Kabat-Zinn [1999]
30–45 Minuten

Ziel der Übung
Achtsame Wahrnehmung des Körpers

Instruktion
Bitte nehmen Sie eine bequeme Position ein, indem Sie sich auf eine Decke oder Matte legen, die Beine leicht spreizen, die Füße leicht nach außen kippen, Arme seitlich an den Körper legen, die Handflächen entspannt mit den Handinnenflächen nach oben. Das Kinn wird sanft in Richtung Halsgrube gezogen, sodass der Kopf entspannt liegen kann. Vielleicht benötigen Sie ein flaches Kissen, um Ihren Nacken zu entlasten. Versuchen Sie zur Ruhe zu kommen und in den Bauch hinein zu atmen. Vielleicht spüren Sie, wie sich die Bauchdecke sanft hebt und senkt. Nehmen Sie sich Zeit dafür. (Pause) Richten Sie Ihre Aufmerksamkeit jetzt auf den rechten Fuß. Nehmen Sie die Zehen des rechten Fußes genau wahr, lenken Sie die Aufmerksamkeit auf jeden einzelnen Zeh. (Pause) Nehmen Sie alle Empfindungen wahr, ohne diese zu bewerten. Solche Wahrnehmungen können beispielsweise Wärme- oder Kälteempfinden, Kitzeln, Kribbeln, Druckgefühle, Schmerzen oder Muskelanspannungen sein. Auch das Empfinden von „Nichts" darf sein. Bitte nehmen Sie diese Empfindungen wahr und benennen diese still für sich, ohne sie zu bewerten oder Veränderungsversuche zu unternehmen. Seien Sie geduldig mit sich und lenken Ihre Aufmerksamkeit immer wieder zurück zur Wahrnehmung des Körpers. (Pause) Richten Sie Ihre Aufmerksamkeit jetzt nacheinander auf den rechten Fuß, die Fußsohle (Pause) und den Spann. (Pause) Achten Sie auf das Fußgelenk (Pause), den Unterschenkel (Pause), das Knie (Pause), den Oberschenkel. (Pause) Richten Sie nun Ihre Aufmerksamkeit auf die rechte Hüfte (Pause), auf die rechte Gesäßhälfte (Pause), nehmen Sie den Anus (Pause) und Ihre Geschlechtsorgane wahr. (Pause) Gehen Sie weiter zur linken Gesäßhälfte (Pause), zur linken Hüfte (Pause) und zum linken Oberschenkel (Pause), Knie (Pause), Unterschenkel (Pause), zum linken Fußgelenk (Pause), zum Spann (Pause), zur Fußsohle und zu den einzelnen Zehen. (Pause) Nehmen Sie die Körperteile ganz genau wahr. Richten Sie nun Ihre Aufmerksamkeit auf das Ende der Wirbelsäule (Pause), auf das Steißbein (Pause) und dann auf jeden Wirbel von unten nach oben. (Pause) Nun wenden Sie sich Ihrem Kopf zu. Nehmen Sie die Kopfhaut wahr (Pause), die Stirn (Pause), die Augen (Pause), die Ohren (Pause), die Nase (Pause), die Wangen (Pause), den Mund (Pause), auch den Innenraum des Mundes, (Pause) und das Kinn. (Pause) Bleiben Sie weiterhin mit Ihrer Aufmerksamkeit bei der Betrachtung. Schweifen die Gedanken ab, kehren sie einfach wieder zur Wahrnehmung zurück. Nun wenden Sie sich der rechten Schulter zu (Pause), dem rechten Oberarm, dem rechten Unterarm und der rechten Hand (Pause), betrachten Sie jeden einzelnen Finger, vom Daumen bis zum kleinen Finger (Pause), die Innen- und Außenflächen der Hand. (Pause) Nun lenken Sie Ihre Aufmerksamkeit auf die

linke Schulter (Pause), den linken Oberarm (Pause), Unterarm und die linke Hand (Pause), betrachten Sie jeden einzelnen Finger, vom Daumen bis zum kleinen Finger (Pause), die Innen- und Außenflächen der Hand. (Pause) Nun betrachten Sie Ihren Hals und dann den Brustkorb (Pause) und Ihren Bauch. (Pause) Achten Sie auf Ihre Atmung und beobachten Sie Ihre Atmung ein paar Züge lang. (Pause) Beenden Sie nun die Übung und öffnen Sie die Augen.

Anmerkung
Diese Übung ist eine klassische Hausaufgabe im „Mindfulness-Based Stress Reduction"-Programm von Kabat-Zinn, die täglich durchgeführt werden soll. Sie wird den Patienten auch als CD mitgegeben. Abweichend von diesem Programm kann es sinnvoll sein, diese Körperachtsamkeit mit Patienten erst langsam aufzubauen. Gerade bei Schmerzpatienten kann die Betrachtung des Körpers unangenehme Empfindungen auslösen, sodass eine langsame Hinführung zur langen Form angemessen ist. Bei manchen Patienten reicht anfangs die Konzentration nicht aus, um der Übung 30 Minuten zu folgen. In diesen Fällen werden zunächst nur die Füße oder der Kopf achtsam betrachtet.

Gehmeditation

Variabel

Ziel der Übung
Training der Achtsamkeit

Instruktion
Bei der Gehmeditation wird ein Fuß nach dem anderen langsam und bewusst auf den Untergrund gesetzt. Ein Schritt nach dem anderen wird aufmerksam wahrgenommen. Dabei ist der Atem ein Instrument, welches diese Übung begleitet und Sie wieder ins Hier und Jetzt zurückholen kann, wenn der Geist unruhig vom Gehen wegwandert. Mit jedem Atemzug sollen Sie sich bewusst sein, dass sie atmen und gehen in der Gegenwart, atmen und gehen in der Gegenwart, atmen und gehen in der Gegenwart … Sie können beim Gehen den Kontakt zum Boden, zur Erde, zur Natur wahrnehmen, aber auch die Fußsohlen und Gelenke, die das Gehen ermöglichen und den Körper tragen. Gehen Sie langsam und bewusst. Nehmen Sie immer wieder Ihren Atem und Ihr Gehen wahr. Sie dürfen diese Übung stark ausdehnen und zu langen Gehmeditationen ausweiten. Versuchen Sie es nun einmal selbst. Ich werde Ihnen ein akustisches Zeichen geben, beenden Sie dann langsam die Übung.

Anmerkung
Die Gehmeditation kann alleine oder in der Gruppe durchgeführt werden, draußen oder drinnen. Gerade in der Natur ist es jedoch ein besonders intensives Erlebnis.

Arm halten

Nach Matthew McKay und Fanning [1999]
5 Minuten

Ziel der Übung
Erfahrung, dass durch Achtsamkeit die Spannung im Körper differenziert und verändert werden kann.

Instruktion
Falls Sie bei der folgenden Übung ernsthafte Schmerzen bekommen, beenden Sie bitte die Übung sofort. Bitte setzen Sie sich nun in eine aufrechte Position und achten Sie für ein paar Atemzüge auf Ihre Atmung, ohne diese zu beeinflussen. Schließen Sie dabei langsam die Augen oder suchen Sie sich einen Punkt auf dem Boden, den sie während der Übung anschauen. (Pause) Bitte winkeln Sie nun den Ellbogen ihres rechten Arms an und halten Sie den Arm hoch, so als wenn Sie wie in der Schule aufzeigen wollten. Ellbogen und Schulter befinden sich auf einer Höhe. Nun halten Sie den Arm hoch, lassen Sie ihn nicht absinken. (Pause) Achten Sie auf die Gedanken, die Sie haben. (Pause) Bemerken Sie die Gefühle, die aufkommen. (Pause) Betrachten Sie nun ganz genau Ihren rechten Arm und versuchen Sie, herauszufinden, welche Muskeln Sie nicht brauchen, wenn Sie den Arm heben, vielleicht können Sie diese entspannen. (Pause) Gehen Sie nun Ihren ganzen Körper durch und nehmen Sie wahr, ob Sie andere Körperstellen anspannen, nur weil Sie den Arm hochhalten. Manchmal sind die Beine angespannt, manchmal der Bauch. (Pause) Können Sie die Muskeln entspannen, die Sie im Moment nicht brauchen? (Pause) Nun lassen Sie Ihren Arm sehr langsam auf Ihren Oberschenkel sinken und beobachten Sie genau den Moment, in dem die Anspannung im Arm nachlässt.

Anmerkung
Die Übung kann im Einzelsetting, aber auch sehr gut in Gruppen durchgeführt werden, wobei sie im direkten als auch im symbolischen Sinn genutzt werden kann. So können Schmerzpatienten die Erfahrung machen, dass sie bei Schmerzen in einem bestimmten Körperteil andere Regionen auch anspannen, was sich ungünstig auf das Befinden auswirkt. Sie können lernen, sich unter Schmerzen achtsam wahrzunehmen und auf Spannungen Einfluss zu nehmen. Symbolisch kann die Übung verdeutlichen, dass viele Menschen zu einer Generalisierung von Anspannung neigen, falls ein Stressor auftritt. Beispielsweise spannt sich jemand den ganzen Tag während der Arbeit an, weil er mit einem Kollegen einen Konflikt hat. Dass es viele andere Kollegen gibt, zu denen er ein gutes oder neutrales Verhältnis hat, wird ausgeblendet.

Tagebuch achtsam schreiben

2–10 Minuten

Ziel der Übung
Abendliches Grübeln unterbrechen, achtsame Wahrnehmung fördern

Instruktion
Bitte setzen Sie sich an einen für Sie angenehmen und ruhigen Ort und richten Ihre Aufmerksamkeit zunächst auf den Atem. Beobachten Sie für zehn Atemzüge, wie Ihr Atem in Ihrem Rhythmus ein- und ausströmt. Lassen Sie dann bitte den Tag einmal Revue passieren. Lassen Sie die Bilder des Tages auftauchen, aber bewerten und kategorisieren Sie diese nicht. Anschließend listen Sie in Ihrem Tagebuch auf, welche Ereignisse heute gewesen sind. So könnten Ihre Aufzeichnungen lauten: „Heute hat um 7 Uhr mein Wecker geklingelt. Nach Frühstück, Duschen und Anziehen bin ich um 8.30 Uhr zur Arbeit gefahren. In der U-Bahn waren alle Sitzplätze belegt. Ich habe von 9–17 Uhr gearbeitet, um 12 Uhr habe ich ein Butterbrot und einen Joghurt gegessen und einen Tee getrunken. Den Chef habe ich heute gegrüßt, aber kein Gespräch mit ihm gehabt. Nach der Arbeit bin ich einkaufen gegangen und habe alles um 18 Uhr heimgetragen. Abendbrot und Fernsehgucken waren meine nachfolgenden Tätigkeiten." Nun schauen Sie achtsam auf Ihren Gedankenstrom und Ihre Gefühle. Welche Gedanken und Gefühle haben Sie in Bezug auf Ihren Tag? Was können Sie hier wahrnehmen? Schreiben Sie es auf. Beispielsweise: „Ich habe ein Gefühl von Sorge und Angst. Ich habe einen Gedanken, der beinhaltet, dass mein Chef unzufrieden mit mir ist. Ich habe den Gedanken, dass mein Leben nur noch aus Arbeit besteht. Neben dem Gefühl von Sorge ist auch das Gefühl von Traurigkeit." Wenn Sie glauben, alle Ereignisse, Gedanken und Gefühle aufgeschrieben zu haben, dann werfen Sie noch einmal einen Blick nach innen. Was nehmen Sie nach dem Aufschreiben wahr? Auch hier bewerten Sie bitte nicht, sondern benennen es nur. Zum Beispiel: „Da ist ein Gefühl von Nachdenklichkeit. Da ist auch ein Gefühl von Sorge. Da ist der Gedanke: Bringt mir das Aufschreiben etwas? Ich lasse es einfach so stehen." Mit dem Beenden der Schreibtätigkeit kehren Sie mit Ihrem Fokus auf den Atem zurück. Beobachten Sie noch einmal das Ein- und Ausströmen Ihres Atems für 10 Atemzüge.

Anmerkung
Das abendliche Grübeln stellt beispielsweise für Depressionen einen aufrechterhaltenden Faktor dar. Für die Patienten ist es oft schwierig, aus dem gewohnten Grübelverhalten herauszukommen. Deshalb sollte die neutrale Formulierung von Ereignissen, Gedanken und Gefühlen in den Therapiestunden gut eingeübt werden.

Haiku schreiben

Nach Roberts [2009]
Variabel

Ziel der Übung
Achtsamkeit für den gegenwärtigen Moment sowie Wahrnehmungs- und Beschreibungsfertigkeiten werden gefördert.

Instruktion
Mit der folgenden Übung möchte ich Sie einladen, einen Blick auf die Gegenwart zu werfen. Wählen Sie einen Teil Ihrer Gegenwart aus, es darf etwas aus Ihnen oder Ihrer Umgebung sein, ein Gefühl oder ein Gedanke, etwas aus der Natur oder etwas, das Sie gerade interessiert. Es geht darum, Ihre Wahrnehmung oder Erfahrung in einem Haiku, einer japanischen Gedichtform, niederzuschreiben. Diese Gedichtform bietet die kurze strukturierte Möglichkeit, achtsam wahrzunehmen und in 17 Silben und 3 Zeilen etwas konzentriert zu beschreiben. Es ist hilfreich, einen 5-7-5 Silbenvers einzuhalten, der im Deutschen aber nicht immer passt. Sie dürfen entsprechend auch Abwandlungen der 17 Silben (beispielsweise 4-8-5) zulassen. Es geht darum, eine Momentaufnahme zu machen, innezuhalten und achtsam die Gegenwart zu betrachten, ohne sie zu bewerten. Versuchen Sie Personalpronomen wie Ich, Du, Er und so weiter auszusparen. Bleiben Sie bei einer achtsamen Haltung, indem Sie nichtbewertend schreiben. Ein klassisches Beispiel aus Japan vom Meister Matsuo Bashu aus dem 17. Jahrhundert ist die Beschreibung eines Frosches im Weiher in 17 Silben. In der deutschen Übersetzung sind es aber nur 13 Silben:
Alter Weiher.
Ein Frosch springt hinein.
Wassergeräusch.

Um Ihnen den Unterschied zur Alltagswahrnehmung zu verdeutlichen, hier 2 Bespiele: In der 1. Spalte finden Sie ein Beispiel mit Bewertung, in der 2. ein Haiku mit achtsamer, nichtbewertender Formulierung:

Alltagsbeschreibung	Haiku ohne Bewertung
Lila Blütenmeer.	Viele lila Blumen.
Ich liebe Sonne auf Haut.	Sonnenstrahlen auf der Haut.
Wir sehnten Frühling.	Frühlingsmorgen.
Ich habe Schmerzen.	Da sind Eindrücke.
Es soll endlich vorbei sein.	Da ist Schmerz im linken Knie.
Nicht auszuhalten.	Im hier und jetzt sein.

Auch wenn Sie Bewertungen in sich spüren, so versuchen Sie dennoch, Ihre reine Erfahrung auszudrücken und Eindrücke achtsam wahrzunehmen und nichtbewertend aufzuschreiben. Es hilft, sich auf die Gegenwart zu besinnen. Bewerten Sie auch Ihr Haiku nicht. Lassen Sie es als das sein, was es ist: eine achtsame Betrachtung einer gegenwärtigen Erfahrung.

Sollten Sie sich schwer tun, bei Ihren ersten Haikus, können folgende Instruktionen helfen:
1. Zeile: nur das WO beschreiben: / Unterm Blätterdach. /
2. Zeile: Nur das WAS beschreiben: / Zwei Eichhörnchen jagen sich. /
3. Zeile: Nur das WANN beschreiben: / Mittagssonnenstrahl. /

Oder:
1. Zeile: Nur das SEHEN beschreiben:/ Himmelblau und weiß. /
2. Zeile: Nur das FÜHLEN beschreiben:/ Schweißnasses Hitzegefühl. /
3. Zeile: Nur den GERUCH beschreiben:/ Duft nach Erdbeereis. /

Anmerkung
Für Patienten ist es manchmal einfacher, erst ein paar Haikus zu lesen, bevor sie selbst welche schreiben. Auch das Lesen von Haikus kann eine Achtsamkeitsübung sein. Beim Lesen geht es dann um das achtsame Wahrnehmen der Verse und der eigenen Reaktionen.

Übungen

Mitgefühl kultivieren

5–30 Minuten

Ziel der Übung
Training von Mitgefühl für sich und andere

Instruktion
Die nun beginnende Übung hat zum Ziel, Mitgefühl zu entwickeln und zu pflegen. Manchen Menschen gelingt das leichter, anderen schwerer. Das ist normal und sollte Sie nicht beunruhigen. Seien Sie bei der Übung geduldig und freundlich mit sich, auch wenn Sie merken, dass Ihre Konzentration abschweift oder das Gefühl sich nicht so recht entwickeln will. Falls Sie merken, dass Ihre Konzentration nachlässt, fokussieren Sie sich auf Ihren Atem und kommen Sie mit Ihrer Aufmerksamkeit wieder zurück zur Aufgabe. (Pause) Nehmen Sie nun eine bequeme Haltung ein. Schließen Sie die Augen oder schauen Sie auf einen Punkt vor sich auf dem Boden. (Pause) Folgen Sie mit Ihrer Aufmerksamkeit Ihrem Atem, der in Ihrem Rhythmus ein- und ausströmt. Versuchen Sie, zur Ruhe zu kommen und die Gedanken, die kommen, einfach ziehen zu lassen. (Pause) Ich möchte Sie nun bitten, in sich und für sich selbst ein Gefühl von Wohlwollen und Mitgefühl entstehen zu lassen. Vielleicht hilft es Ihnen, dieses Gefühl im Brustraum zu lokalisieren. Manchmal hilft es, wenn Sie sich an einen geliebten Menschen oder ein geliebtes Tier erinnern und damit das Gefühl spürbar werden lassen. (Pause) Manchen Menschen hilft es, durch ein leichtes Lächeln das Gefühl aufrechtzuerhalten. (Pause) Versuchen Sie dieses Gefühl wahrzunehmen und kritische Gedanken für die Zeit dieser Übung in den Hintergrund treten zu lassen. Lassen Sie Zweifel und Ansprüche für den Moment los und seien Sie mit Ihrer Aufmerksamkeit nun ganz bei dem Gefühl von Wohlwollen und Mitgefühl. Nehmen Sie wahr, wie es Sie erfüllt. (Pause) Falls Sie merken, dass Ihre Gedanken wandern, bleiben Sie geduldig und freundlich mit sich. Helfen Sie sich mit Ihrem Atem, mit der Aufmerksamkeit wieder zurückzukommen und das Gefühl von Wohlwollen und Mitgefühl wahrzunehmen. (Pause) Nun kommen Sie mit Ihrer Aufmerksamkeit wieder auf den Atem. Atmen Sie nun etwas tiefer wieder ein und aus. Öffnen Sie die Augen und kommen Sie mit Ihrer Aufmerksamkeit wieder ganz ins Hier und Jetzt zurück.

Anmerkung
Zunächst geht es darum, Mitgefühl für sich selbst zu entwickeln. Erst bei fortgeschrittener Übung wird das Mitgefühl für geliebte andere, entfernte Menschen, letztlich für Menschen, die schwierig oder belastend für den Patienten waren oder sind, aktiviert.

Das regelmäßige Üben, beispielsweise vor dem Einschlafen, soll helfen, mit zunehmender Übung Mitgefühl im Alltag zu erleben. Eine hilfreiche Variation ist zunächst die Übung von Wohlwollen und Mitgefühl für einen geliebten Menschen. Dies macht die Übertragung auf sich und andere leichter. Mit Hilfe der Übung können vermutlich Depressivität abgebaut und positive Emotionen und Ressourcen aufgebaut werden [vgl. Barnhofer et al. 2010].

Die Ampel des Verlangens

Nach Kröger und Lohmann [2007]
Variabel

Ziel der Übung
Rückfallprophylaxe von Substanzkonsum

Instruktion
Sie wissen, dass das Verlangen nach Ihrem Suchtmittel sehr unterschiedlich ausgeprägt sein kann. Manchmal schießt Ihnen nur ein Bild oder ein Gedanke daran durch den Kopf, manchmal denken Sie länger daran und manchmal sind Sie gefangen von dem Impuls, konsumieren zu wollen. Je nachdem wie stark Ihr Verlangen ausgeprägt ist, sind andere Reaktionen darauf sinnvoll. Um optimal mit dem Verlangen umgehen zu können, lernen Sie zunächst, die Stärke des Verlangens einzuschätzen. Stellen Sie sich dazu eine Ampel mit den bekannten Farben grün-gelb-rot vor. In der grünen Phase ist das Verlangen schwach ausgeprägt, es gibt mal ein paar Gedanken an das Suchtmittel, aber die halten nicht lange an. In der gelben Phase ist das Verlangen deutlich stärker, die Gedanken an den Konsum steigern sich, Phantasien über die Wirkung treten auf, die Anspannung steigt. Die Konzentration auf andere Tätigkeiten ist eingeschränkt. In der roten Phase erscheint es fast unmöglich, dem Drang zum Konsum zu widerstehen, die Aufmerksamkeit ist ganz diesem Zwang untergeordnet. In den 3 Ampelphasen sind unterschiedliche Vorgehensweisen sinnvoll:

__Grüne Phase__: Gibt es ab und zu ein paar aufblitzende Gedanken an das Suchtmittel, ist es am besten, diese wahrzunehmen und dann zu ignorieren. Machen Sie mit dem weiter, was die Situation gerade erfordert. Spielen Sie weiter mit den Kindern, lesen Sie weiter die Zeitung, leiten Sie weiter eine Konferenz oder legen Sie weiter ein Elektrokabel. Fahren Sie mit dem fort, was Sie gerade tun.

__Gelbe Phase__: In dieser Phase ist das Verlangen schon so stark, dass Sie es nicht mehr ignorieren können und sollten. In dieser Situation haben Sie verschiedene Möglichkeiten, auf das Verlangen zu reagieren. Das Motto in dieser Phase ist: Distanzierung. Sie setzen hier gezielt Methoden ein, um eine innere Distanz zum Verlangen zu bekommen. Hilfreich ist die „Da ist ..."-Distanzierung (s. S. 70), die Sie schon gelernt haben oder eine Atemmeditation (s. S. 67). Auch Koordinationsübungen (s. S. 74) können jetzt eine gute Alternative sein.

__Rote Phase__: Ist das Verlangen sehr groß, ist es das Beste, sich voll auf diesen Zustand zu konzentrieren und zu akzeptieren, dass Sie jetzt in einer herausfordernden Situation sind. Sie benötigen nun Ihre volle Aufmerksamkeit, um mit dem starken Verlangen umzugehen. Sie haben schon einige Maßnahmen gelernt, die Sie in so einem Notfall anwenden können. Dazu gehört es, einen Helfer anzurufen, die Situation zu verlassen oder sich ermutigende Sätze zu sagen. Eine weitere Möglichkeit ist es, sich ganz auf einen starken Reiz zu konzentrieren. Sie könnten beispielsweise einen Tropfen Tabasco auf die Zunge tropfen, ein starkes Minzbonbon oder

Eiswürfel lutschen oder einen Igelball in die Hand drücken. Konzentrieren Sie sich ganz auf die Empfindungen, die Sie haben, wenn Sie diese Reize wahrnehmen. Es ist gut, wenn Sie verschiedene Möglichkeiten ausprobieren und dann griffbereit haben, um Sie in einer Notfallsituation anwenden zu können.

Anmerkung
Beim Thema Rückfall sollte der Therapeut immer sehr genau das Gegenüber beobachten, da Gespräche über Suchtmittel Craving auslösen können. Der Schwerpunkt liegt deshalb auf den Bewältigungsstrategien.

Die Wahrnehmungs-Erfahrungs-Validierungs-Technik

Nach Didonna [2009]
Variabel

Ziel der Übung
Beobachtung und Analyse von Wahrnehmungen und Erfahrungen und deren Validierung, besonders bei Ängsten und Zwängen.

Instruktion
Bitte füllen Sie diesen Bogen aus, wenn Ihnen auffällt, dass Sie einen ängstigenden Gedanken haben, um einen achtsamen Umgang mit Gedanken zu stärken.

Bitte wählen Sie einen aufdringlichen Gedanken (z.B. „Ich habe bestimmt die Tür nicht abgeschlossen."). Schreiben Sie Ihren Gedanken hier auf:

_____

Wie überzeugt sind Sie von diesem Gedanken? Für wie wahr halten Sie ihn?
0–100%?: ___%

Wie hoch ist Ihr Angstniveau? 0–100%?: ___%

Sinneswahrnehmungen	Nicht-Sinneswahrnehmungen
Was habe ich tatsächlich mit meinen Sinnen wahrgenommen? Was habe ich gesehen, gehört, gerochen, gefühlt, angefasst und gefühlt, geschmeckt in der Situation?	Was denke ich, entspringt aber nicht meiner Sinneswahrnehmung? Worüber mache ich mir Sorgen? Was denke oder glaube ich, was passiert ist?

Wie überzeugt sind Sie nach der Übung von diesem Gedanken? Für wie wahr halten Sie ihn?
0–100%?: ___%

Wie hoch ist Ihr Angstniveau nach der Übung?
0–100%?: ___%

Anmerkung
Dem Patienten wird zunächst im therapeutischen Setting ohne angst- beziehungsweise zwangsauslösenden Stimulus das Prinzip erklärt. Dabei geht es nicht um die kognitive Disputation von Wahrscheinlichkeiten, sondern um die Validierung der eigenen Wahrnehmungen und Erfahrungen, um diesen langfristig wieder trauen zu können. Dabei kommt die achtsame Wahrnehmung der Gegenwart zum Einsatz.

Achtsames Essen

Nach Kristeller [2006]
Dauer der Mahlzeit

Ziel der Übung
Bewusste Wahrnehmung von und achtsamer Umgang mit Nahrungsmitteln, Körpervorgängen, Emotionen und Gedanken

Instruktion
Mit der folgenden Übung wird Ihre achtsame und bewusste Haltung gestärkt. Bei der Nahrungsaufnahme geht es vielen Patienten darum, diese entweder zu vermeiden oder so schnell als möglich hinter sich zu bringen. Ihre Aufgabe ist es nun, ganz bewusst Ihren Körper, Körpervorgänge und die Nahrungsmittel wahrzunehmen. Dabei aufkommende Gefühle und Gedanken nehmen Sie wahr und lassen Sie wieder vorüberziehen. Versuchen Sie, langsam und bewusst zunächst Ihren Körper zu spüren und Signale von Appetit oder Hunger wahrzunehmen. Nehmen Sie eine liebevolle Haltung zu sich selbst ein und machen Sie sich bewusst, dass Essen für Ihren Körper eine wichtige Zuwendung ist. Falls es Ihnen schwer fällt, bei der Aufgabe zu bleiben, helfen Sie sich mit Ihrem Atem, immer wieder zurückzukehren ins Hier und Jetzt. Ich werde Ihnen mit einigen Fragen und Anregungen helfen, aufmerksam in Ihrer Wahrnehmung zu bleiben: Wo und wie sitze ich? (Pause) Was spüre ich? (Pause) Achten Sie auf Ihre Atmung. (Pause) Schenken Sie dem Nahrungsmittel vor sich Ihre ganze Aufmerksamkeit. Was sehen Sie? (Pause) Beschreiben Sie ohne zu bewerten. (Pause) Was fühlen Sie, wenn Sie das Nahrungsmittel anfassen? (Pause) Was riechen Sie? (Pause) Was hören Sie, wenn Sie das Nahrungsmittel mit der Hand oder Besteck berühren? (Pause) Was schmecken Sie, wenn Sie das Nahrungsmittel im Mund haben? (Pause) Essen Sie nun das Nahrungsmittel ganz bewusst und langsam. Machen Sie nach jedem Bissen eine Pause, legen Sie jedes Mal das Besteck zur Seite. (Pause) Welche Aromen nehmen Sie wahr? (Pause) Welche Bestandteile? Bleiben Sie aufmerksam und konzentriert. (Pause) Wenn Sie merken, dass Ihr Geist unruhig wird, stoppen Sie das Essen und konzentrieren Sie sich einen Moment wieder auf Ihren Atem. Kehren Sie zum Essen zurück und nehmen wieder einen Bissen nach dem anderen langsam zu sich, das Besteck immer wieder zur Seite gelegt, um sich ganz dem Essen und dem Geschmack zu widmen. (Pause) Manchmal hilft es bei der Achtsamkeit, die bisherige Essweise zu unterbrechen. Falls Sie sonst im Stehen essen, setzen Sie sich hin. Falls Sie mit der rechten Hand essen, versuchen Sie es einmal mit links. Und benutzen Sie Ihre Sinne: sehen, riechen, hören, schmecken und fühlen Sie. Achten Sie wieder auf Ihre Atmung. (Pause) Gehen Sie liebevoll mit sich und den Nahrungsmitteln um. (Pause) Klopfen Sie sich am Schluss selbst auf die Schulter, dass Sie diese neue und ungewohnte Art des Essens ausprobiert haben.

Anmerkung
Diese Übung ist vor allem für die Binge-eating-Störung und Bulimia nervosa entwickelt worden. Für anorektische Patienten ist sie nicht geeignet, weil das Vermeidungsverhalten in Form von sehr langsamen Essen noch intensiviert werden kann. Die Übung wird mit einzelnen, nicht Angst auslösenden Nahrungsmitteln begonnen und dann langsam auf komplexe Mahlzeiten gesteigert.

Busfahrer sein – das achtsame Betrachten von Gedanken zur Essstörung

Nach Heffner et al. [2002]
5 Minuten

Ziel der Übung
Akzeptierende Wahrnehmung von dysfunktionalen Gedanken und Distanzierung davon

Instruktion
Bitte setzen Sie sich nun in eine aufrechte Position und achten Sie für ein paar Atemzüge auf ihre Atmung, ohne diese zu beeinflussen. Schließen Sie dabei langsam die Augen oder suchen Sie sich einen Punkt auf dem Boden, den sie während der Übung anschauen. (Pause) Stellen Sie sich nun also vor, dass Sie Busfahrerin sind. Sie sind auf Ihrer Busstrecke, die Sie für heute zu erledigen haben. Wir nennen diese Busstrecke die Linie zur Gesundung. Sie mögen diese Busstrecke, und sie entspricht Ihren Vorstellungen. Nun werden Sie verschiedene Gäste im Bus haben, die Extrawünsche haben und Routenabweichungen zur sogenannten „Essstörungsstraße" wünschen. Diese Gäste sind Ihre essstörungsspezifischen Gedanken. Ihre Aufgabe ist es, diese Gäste akzeptierend wahrzunehmen, sie freundlich und achtsam zu behandeln, jedoch nicht von Ihrer Route abzuweichen. Bitte schließen Sie dafür die Augen oder schauen Sie auf einen Punkt vor sich auf den Boden. Stellen Sie sich vor, Sie wären jetzt die Busfahrerin mit einer von Ihnen entschiedenen und verpflichtenden Route, die zur Gesundung führt. Sie fahren eine lange Straße entlang. Versuchen Sie, diese Straße lebendig werden zu lassen. (Pause) Nun werfen Sie einen Blick in den Innenspiegel und schauen sich Ihre Fahrgäste an, die Sie an Bord haben. Ihre Aufgabe ist es, die Gäste freundlich wahrzunehmen, ihre Wünsche und Äußerungen hinsichtlich der Essstörung zu hören und eine akzeptierende Haltung einzunehmen, sich aber nicht von ihrer Strecke zur Gesundung abbringen zu lassen. Versuchen Sie jetzt, eine achtsame und akzeptierende Haltung einzunehmen, die Fahrgäste zu hören, aber Ihre gewünschte und verpflichtende Strecke beizubehalten. (Pause) Nun verabschieden Sie sich bitte von dem Bild und lassen Sie uns über Ihre Erfahrungen sprechen.

Anmerkung
Diese Übung setzt voraus, dass über den eigenen Wert und das eigene Ziel der Gesundheit schon gesprochen worden ist. Sollte es Schwierigkeiten mit der Imagination der Gedanken geben, ist es hilfreich, eine Liste mit essstörungsspezifischen Gedanken vorher zu sammeln und sich vor der Übung noch einmal durchzulesen. Diese Übung ist auch für andere Gedanken, für die eine achtsame Wahrnehmung sinnvoll ist, geeignet.

Das achtsame Betrachten von Aggression

Nach Roberts [2009]
60 Minuten

Ziel der Übung
Bewältigung von aggressiven Gefühlen

Instruktion

Übung 1: Aggression betrachten
Mit der folgenden Übung möchte ich Sie einladen, Achtsamkeit auf Ihre Aggressionen anzuwenden. Sie werden die aufmerksame und bewusste Wahrnehmung auf Aggression richten und die Konsequenzen von Aggression erkennen. Dabei kann Ihnen Achtsamkeit einen neuen Blick auf Aggression geben und mit Akzeptanz und Geduld diese verändern. Versuchen Sie, eine achtsame Haltung einzunehmen. Atmen Sie langsam und tief ein und aus. (Pause) Versuchen Sie, Ihre Muskeln zu entspannen, langsam von Ihrem Gesicht, Ihren Schultern, Bauch und bis zu den Beinen. (Pause) Versuchen Sie, diese Haltung aufrechtzuerhalten. In der folgenden Übung kann es hilfreich sein, die langsame Bauchatmung zu praktizieren und 1 oder 2 Sekunden zu pausieren, bevor Sie wieder einatmen. Dies kann helfen, die Emotionen, die möglicherweise auftauchen, achtsam und akzeptierend zuzulassen. (Pause) Richten Sie Ihre Aufmerksamkeit auf eine Situation, in der Sie aggressiv reagiert haben. (Pause) Lassen Sie in der Erinnerung alle Details der Situation wieder auferstehen. Wo waren Sie? (Pause) Wann war das? Wer war dabei? (Pause) Was haben Sie in der Situation gefühlt und gedacht? (Pause) Welches Körpergefühl hatten Sie? (Pause) Was haben Sie getan? Falls Sie merken, dass es schwierig ist, erinnern Sie sich an die Bauchatmung und bleiben achtsam und nichtbewertend bei der Erinnerung. (Pause) Nun nehmen Sie sich noch einen Moment Zeit, über die Situation nachzudenken und schreiben Sie nachher Ihre Gedanken auf. Ich gebe Ihnen später ein Blatt mit diesen Fragen: Denken Sie darüber nach, welche Angst oder Unsicherheit Sie in der Situation gespürt haben? (Pause) Was war Ihre Befürchtung? (Pause) In welcher Form sind Sie aggressiv geworden? Seien Sie ehrlich mit sich. (Pause) Wenn Sie nicht an der Aggression anhaften, davon loslassen, was bleibt dann übrig? Seien Sie wieder ehrlich mit sich und bleiben Sie bei der Frage. (Pause) Welche Angst und Befürchtung steigt dann in Ihnen auf? (Pause) Vielleicht ist es die Angst davor, verlassen zu werden, lächerlich dazustehen, schuldig oder nicht perfekt zu sein. (Pause) Vielen Dank! Die Übung wird vielleicht schwer gewesen sein, aber sie ist wichtig. Verurteilen Sie sich nicht! Nehmen Sie nur wahr, wie Sie als Mensch menschlich reagieren! Aggression ist ein normaler Bestandteil unserer Gefühlswelt. Wir reagieren auf unsere Umwelt und bleiben in Beurteilungen und Verurteilungen stecken.
Austeilen des angekündigten Blattes mit den oben genannten Fragen und ausfüllen lassen.

Übung 2: Frühe Anzeichen von Aggression erkennen
Versuchen Sie, eine achtsame Haltung einzunehmen. Atmen Sie langsam und tief ein und aus. Kehren Sie in Ihrer Erinnerung zu Ihrer Situation zurück, in der Sie Aggressionen gespürt haben. Seien Sie achtsam für die Situation und nehmen Sie sie detailliert wahr. Nehmen Sie wahr, wie sich Ihr Körper anfühlt und welche Veränderungen auftreten, wenn Sie die Situation vor Ihrem geistigen Auge wieder auferstehen lassen. (Pause) Halten Sie die Situation noch ein paar Minuten in Ihrer Erinnerung aufrecht. Ich stelle Ihnen nun wieder eine Frage, die Sie zunächst im Geist beantworten, im Anschluss bekommen Sie die Fragen dann wieder auf einem Zettel, auf dem Sie Ihre Notizen machen können. Was nehmen Sie in Ihrem Körper wahr, beispielsweise Herzklopfen, Muskelspannung, schnellere Atmung, Schwitzen oder anderes? (Pause) Welche Gefühle steigen in Ihnen auf, wenn Sie die Situation vor Ihrem geistigen Auge sehen, das kann Angst, Aufgeregtheit, Stress, Trauer, Scham oder anderes sein. (Pause) Diese Überlegungen können Ihnen helfen, vertraut zu werden mit Aggressionen in Ihnen. Sie werden sensibler für die Signale von Aggressionen. Damit schaffen Sie sich die Möglichkeit, Aggression wahrzunehmen, innezuhalten und eine andere, neue Reaktion zuzulassen. Somit können Sie aus automatisierten Handlungsmustern aussteigen.
Austeilen des angekündigten Blattes und ausfüllen lassen.

Übung 3: Aggressionssignale nutzen, um Achtsamkeit zu üben
a) Achtsam und geduldig innehalten
In diesem dritten Teil der Übung haben Sie die Möglichkeit, mittels der achtsamen Wahrnehmung Aggression bewusst wahrzunehmen und mit Mitgefühl und Offenheit und einer nichtbewertenden Haltung zu antworten. Versuchen Sie eine achtsame Haltung einzunehmen. Atmen Sie langsam und tief ein und aus. (Pause) Entspannen Sie Ihre Muskulatur von Kopf bis Fuß. Nutzen Sie die Bauchatmung. (Pause) Kehren Sie in Ihrer Erinnerung zu der Situation zurück, in der Sie Aggressionen gespürt haben. Seien Sie achtsam für die Situation und nehmen Sie detailliert wahr. (Pause) Nehmen Sie wahr, wie sich die Aggression in Ihnen aufbaut. Während das geschieht, bleiben Sie achtsam und nichtbewertend. (Pause) Atmen Sie ruhig ein und aus. Bleiben Sie mehrere Minuten in der Situation und in der langsamen bewussten Atmung. (Pause) Beenden Sie nun die Übung und beantworten Sie die folgenden Fragen schriftlich auf diesem Blatt: Was nehmen Sie wahr, wenn Sie achtsam innehalten. Verändert sich Ihre Aggression?

b) Offen und nichtbewertend sein
Versuchen Sie wieder, eine achtsame Haltung einzunehmen. Atmen Sie langsam und tief ein und aus und verbleiben so ein paar Minuten. (Pause) Kehren Sie in Ihrer Erinnerung zu der Situation zurück, in der Sie Aggressionen gespürt haben. Stellen Sie sich vor, dass Sie in einem Theater sitzen würden. Sie schauen sich als Zuschauer Ihre Szene auf der Bühne an. Sie sind aber auch auf der Bühne und spielen mit. Sie sind auf der Bühne und Sie sind im Publikum. (Pause) Schauen Sie sich die Szene noch einmal im Detail und mit einer Haltung aus Offenheit und Neugierde, wie ein Zuschauer, an. Seien Sie achtsam für die Situation und sich selbst in der

Zuschauerposition, aber auch für sich selbst auf der Bühne. Betrachten Sie alles achtsam aus der Entfernung und versuchen Sie Eindrücke und Erfahrungen zu sammeln. (Pause) Beenden Sie nun die Übung und beantworten Sie die folgenden Fragen schriftlich auf diesem Blatt: Was bemerken Sie, wenn Sie sich die Szene mit Offenheit und Neugierde anschauen? Was geschieht mit Ihrer aggressiven Reaktion, wenn Sie als Zuschauer die Szene achtsam und offen betrachten?

c) Mitgefühl
Versuchen Sie wieder, eine achtsame Haltung einzunehmen. Atmen Sie langsam und tief ein und aus und verbleiben so ein paar Minuten. (Pause) Kehren Sie in Ihrer Erinnerung zu der Situation zurück, in der Sie Aggressionen gespürt haben. Lassen Sie alle Details der Situation vor Ihrem geistigen Auge wieder aufleben. Versuchen Sie in Kontakt zu kommen mit der Angst in Ihnen, die neben der Aggression ist. (Pause) Welche Funktion hat die Aggression? Wovor schützt sie Sie? Benennen Sie die Angst oder Furcht ohne Bewertung. „Da ist Angst." Sie brauchen nicht zu sagen, wovor Sie Angst haben. Einfach nur benennen und Mitgefühl haben: „Da ist Angst. Ich gebe meiner Angst Mitgefühl und die Erlaubnis zu sein." Machen Sie die Bauchatmung und bleiben Sie in dieser Haltung für 4 Atemzüge. Beenden Sie nun die Übung und beantworten Sie die folgenden Fragen schriftlich auf diesem Blatt: Was geschieht mit Ihrer Aggression, wenn Sie Ihre Angst wahrnehmen? Was geschieht mit Ihrer Angst, wenn Sie diese mit Mitgefühl anschauen?

Anmerkung
Bei diesen Übungen ist es besonders wichtig, dass sie oft trainiert werden, da Aggressionen schnell aufflammen und nur ein gut geübtes Verhalten alternativ angewandt werden kann.

Gruppenübungen

Partnerpantomime

10–15 Minuten

Ziel der Übung
Förderung von Aufmerksamkeit und Achtsamkeit

Instruktion
Suchen Sie sich bitte eine/n Partner/in für diese Übung. Stellen Sie sich bitte einander gegenüber und einigen Sie sich nun darauf, wer den Anfang macht. Eine/Einer macht nun Bewegungen, die die/der andere nachahmt. Folgen Sie immer den Bewegungen des Gegenübers und versuchen Sie, die Bewegungen zu spiegeln. Bitte sprechen Sie nicht miteinander während der Übung, das lenkt von der Wahrnehmung ab. Beginnen Sie nun. (Pause) Konzentrieren Sie sich nur auf die Bewegung, nehmen Sie Gedanken und Gefühle wahr, aber bewerten Sie sie nicht. (3 Minuten Übung) Nun wechseln Sie direkt die Rollen und der andere gibt vor. (3 Minuten Übung) Beenden Sie nun die Übung und tauschen Sie sich mit Ihrem Partner über Ihre Erfahrungen aus.

Anmerkung
Die Übung kann auch mit dem Nachahmen von Geräuschen des Gegenübers durchgeführt werden.

Etwas am Gegenüber verändert sich

5–10 Minuten

Ziel der Übung
Bewusstwerden von Aufmerksamkeit

Instruktion
Suchen Sie sich bitte eine/n Partner/in für diese Übung. Stellen Sie sich bitte einander gegenüber. Beide schauen sich nun für 1 Minute ganz genau an. Versuchen Sie, alles am anderen zu erfassen. Nun drehen Sie sich beide für eine 1 Minute um. Verändern Sie 3 Dinge an sich, das kann an den Haaren oder der Kleidung sein. Wenn ich Ihnen gleich ein Zeichen gebe, drehen Sie sich wieder um und versuchen herauszufinden, was sich am Gegenüber verändert hat. (Pause) Teilen Sie dem anderen nun mit, was sich verändert hat und erfahren Sie, wie aufmerksam Sie waren.

Anmerkung
Falls diese Übung für eine Gruppe ungeeignet erscheint, können Sie auch einen kleinen Filmausschnitt zeigen und dazu Fragen stellen, um aufzuzeigen, dass die Aufmerksamkeit oft geringer ist, als wir annehmen.

Immer dem Geräusch nach!

10–15 Minuten

Ziel der Übung
Förderung von Aufmerksamkeit trotz Ablenkung

Instruktion
Suchen Sie sich bitte eine/n Partner/in für diese Übung. Einigen Sie sich auf ein gemeinsames Geräusch oder einen Laut. Das kann beispielsweise Fingerschnipsen, Klatschen oder Summen sein. Einer von Ihnen schließt nun die Augen und konzentriert sich auf das Geräusch, das vom Partner erzeugt wird. Der Partner führt Sie durch den Raum, indem er seine Position im Raum verändert, Sie hören das Geräusch und gehen immer dem Geräusch nach. Falls Sie nichts hören, bleiben Sie sofort stehen. Die Sehenden achten darauf, dass Kollisionen mit anderen Teilnehmern oder Gegenständen vermieden werden. Wenn ich Ihnen ein Zeichen gebe, wechseln Sie sofort die Rollen, erst nach dem Wechsel tauschen Sie sich über die Übung aus.

Anmerkung
Bei einer größeren Gruppe erfordert es sehr genaues Hinhören, um das vereinbarte Geräusch aus allen herauszuhören. Bei einer kleineren Gruppe kann der Schwierigkeitsgrad dadurch erhöht werden, dass Stühle im Raum verteilt werden, um die Teilnehmer mit den geschlossenen Augen herumgeführt werden müssen.

Stühle balancieren

10 Minuten

Ziel der Übung
Achtsamkeit in der Gruppe erhöhen

Instruktion
Nehmen Sie sich bitte jeder einen Stuhl und bilden Sie mit den Stühlen einen Kreis, wobei die Sitzflächen der Stühle nach innen zeigen. Stellen Sie sich nun hinter Ihren Stuhl und fassen Sie mit der linken Hand die Rückenlehne an, die rechte Hand liegt auf Ihrem Rücken. Kippen Sie jetzt Ihren Stuhl nach vorn, sodass er nur noch auf den beiden vorderen Beinen steht. Nun bewegt sich jeder einen Stuhl weiter, wobei die rechte Hand auf dem Rücken bleibt, und die Stühle nicht umfallen oder auf alle 4 Beine kommen sollen. Bewegen Sie sich immer weiter im Kreis. Bitte sprechen Sie nicht mit einander, sondern verständigen Sie sich ohne Worte. Falls ein Stuhl fällt, machen Sie bitte einen neuen Anfang.

Anmerkung
Die Übung erfordert eine hohe Konzentration der Gruppe, da es keine verbalen Absprachen gibt. Das bedeutet, die Gruppe muss sich aufeinander einstellen und sich genau beobachten, um die Aufgabe zu lösen. Als Anleiter sollte man die Übung beenden, wenn es eine Zeitlang reibungslos klappt, da das gemeinsame Erfolgserlebnis eine positive Verstärkung darstellt.

Literaturverzeichnis

Literatur zu I

Kap. 1

Ma SH, Teasdale JD, Mindfulness-based cognitive therapy for depression: Replication and exploration of differential relapse prevention effects. Journal of Consulting and Clinical Psychology (2004), 72, 31–40

Margraf J (2009) Hintergründe und Entwicklung. In: Margraf J, Schneider S (Hrsg) Lehrbuch der Verhaltenstherapie. Bd. 1 Grundlagen, Diagnostik, Verfahren, Rahmenbedingungen, 6ff. Springer, Berlin

Kap. 2

Bundschuh-Müller (2004): „Es ist was es ist sagt die Liebe …" Achtsamkeit und Akzeptanz in der Personzentrierten und Experientiellen Psychotherapie. In: Heidenreich T & Michalak J (Hrsg.), Achtsamkeit und Akzeptanz in der Psychotherapie. DGVT-Verlag, Tübingen, S. 405–456.

Eifert G (2011) Akzeptanz- und Commitment-Therapie (ACT). Fortschritte der Psychotherapie. Hogrefe, Göttingen

Fromm E, Suzuki DT, de Martino R (1971) Zen-Buddhismus und Psychoanalyse. Suhrkamp, Frankfurt a.M.

Gilbert P (2009a) The Compassionate Mind. Constable-Robinson, London. New Harbinger, Oaklands CA

Gilbert P, An Introduction to compassion focused therapy. Advances in Psychiatric Treatment (2009b), 15, 199–208

Gilbert P, Procter S, Compassionate mind training for people with high shame and self-criticism: A pilot study of a group therapy approach. Clinical Psychology and Psychotherapy (2006), 13, 353–379

Grossman P, Niemann L, Schmidt S & Walach H (2004). Ergebnisse einer Metaanalyse zur Achtsamkeit als klinischer Intervention. In Heidenreich T & Michalak J (Hrsg), Achtsamkeit und Akzeptanz in der Psychotherapie. Ein Handbuch (S. 701–725). DGVT Deutsche Gesellschaft für Verhaltenstherapie, Tübingen.

Hayes SC, Strosahl K, Wilson KG (1999) Acceptance and Commitment Therapy: An Experimental Approach to Behavior Change. Guilford Press, New York

Hofmann SG, Sawyer AT, Witt AA, Oh D, The Effect of Mindfulness-Based Therapy on Anxiety and Depression: A Meta-Analytic Review. J Consult Clin Psychol (2010), 78(2), 169–183

Kabat-Zinn J (2009) Gesund durch Meditation. Das große Buch der Selbstheilung. Fischer, Frankfurt a.M.

Kabat-Zinn J (1990) Full catastrophe living: The program of the stress reduction clinic at the university of Massachusetts medical center. Delta, New York NY (Deutsche Ausgabe: s. Kabbat-Zinn, 2009)

Koerner K, Linehan MM, Research on dialectical behavior therapy for patients with borderline personality disorder. Psychiatric Clinics of North America (2000), 23(1), 151–67

Linehan MM (1996) Trainingsmanual zur Dialektisch-Behavioralen Therapie der Borderline-Persönlichkeitsstörung. CIP-Medien, München

Linehan MM (1993) Cognitive Behavioral Treatment of Borderline Personality Disorder. Guilford Press, New York

Ma SH, Teasdale JD, Mindfulness-based cognitive therapy for depression: Replication and exploration of differential relapse prevention effects. Journal of Consulting and Clinical Psychology (2004), 72, 31–40

Marlatt GA, Buddhist philosophy and the treatment of addictive behaviour. Cognitive and Behavioral Practice (2002), 9, 44–50

Marlatt GA (1994) Addiction, mindfulness, and acceptance. In: Hayes SC, Jacobson NS, Follette VM, Dougher MJ (Eds) Acceptance and change: Content and context in psychotherapy, 73–86. Context Press, Reno NV

Öst LG, Efficacy of the third wave of behavioral therapies: a systematic review and meta-analysis. Behaviour Research and therapy (2008), 46(3), 296–321

Potreck-Rose F, Jacob G (2003) Selbstzuwendung, Selbstakzeptanz, Selbstvertrauen. Pfeiffer/Klett-Cotta, Stuttgart

Reichle V (1994) Grundgedanken des Buddhismus. Fischer, Frankfurt a.M.

Segal ZV, Williams JMG, Teasdale JD (2009) Achtsamkeitsbasierte Kognitive Therapie für Depressionen. Ein Ansatz zur Rückfallprophylaxe. DGVT, Tübingen

Segal ZV, Williams JMG, Teasdale JD (2002) Mindfulness-Based Cognitve Therapy for Depression. A New Approach to Preventing Relapse. Guilford Press, New York

Sonntag R (2004) Engagiertes Handeln lernen: Die Akzeptanz- und Commitment-Therapie. In: Heidenreich T, Michalak J (Hrsg) Achtsamkeit und Akzeptanz in der Psychotherapie. Ein Handbuch, 295–353. DGVT, Tübingen

Teasdale JD, Segal ZV, Williams JMG, Ridgeway VA, Soubsy JM, Lau MA, Prevention of Relapse/Recurrence in Major Depression by Mindfulness-based-cognitive therapy. Journal of Consulting and Clinical Psychology (2000), 69, 615–623

Rogers, CR (2004) Therapeut und Klient. Fischer Taschenbuch, Frankfurt

Wells A (2011) Metakognitive Therapie bei Angststörungen und Depression. Beltz, PVU, Weinheim (Englische Version: Wells A (2008) Metacognitive Therapy for Anxiety and Depression. Guilford Publisher, New York)

Wells A (2000) Emotional disorders and metacognition: Innovative cognitive therapy. J. Wiley, Chichester UK

Wells A (1997) Cognitive therapy of anxiety disorders. A practice manual and conceptual guide. J. Wiley, New York

Wilhelm R, Jung CG (2005) Geheimnis der goldenen Blüte. Das Buch von Bewusstsein und Leben. Diederichs gelbe Reihe, Heinrich-Hugendubel-Verlag, Kreuzlingen/München

Kap. 3

Allen M, Bromley A, Kuyken W, Sonnenberg SJ, Participants' experiences of mindfulness-based cognitive therapy: „It changed me in just about every way possible". Behavioural and Cognitive Psychotherapy (2009), 37(4), 413–430

Anderssen-Reuster U (Hrsg) (2007) Achtsamkeit in Psychotherapie und Psychosomatik. Haltung und Methode. Schattauer, Stuttgart

Baer RA, Mindfulness Training as a Clinical Intervention: A Conceptual and Empirical Review. Clinical Psychology: Science & Practice (2003), 10(2), 125–143

Davidson RJ, Kabbat-Zinn J, Schumacher J, Rosenkranz M, Muller D, Santorelli SF, Urbanowski F, Harrington A, Bonus K, Sheridan JF, Alterations in Brain and Immune Function Produced by Mindfulness Meditation. Psychosomatic Medicine (2003), 65, 564–570

Davidson RJ, Lutz A, Buddha's Brain: Neuroplasticity and Meditation. IEEE Signal Processing Magazine (2008), Volume: 25, Issue: 1, 172–174

Eifert G (2011) Akzeptanz- und Commitment-Therapie (ACT). Fortschritte der Psychotherapie. Hogrefe, Göttingen

Fennell MJV, Segal ZV (2011) Mindfulness-based cognitive therapy: Culture clash or creative fusion? In: Williams JMG, Kabat-Zinn J (Eds): Mindfulness: Diverse Perspectives on Its Meaning, Origins, and Multiple Applications at the Intersection of Science and Dharma. Contemporary Buddhism (Special Issue), Volume 12, Issue 1, May 2011, pages 125–142, Routledge, Taylor & Francis, DOI:10.1080/14639947.2011.564828

Fredrickson BL, Cohn MA, Coffey KA, Pek J, Finkel SM, Open hearts build lives: Positive emotions, induced through loving-kindness meditation, build consequential personal resources. Journal of Personality and Social Psychology (2008), 95, 1045–1062

Grossmann P, Niemann L, Schmidt S, Walach H (2004) Ergebnisse einer Metaanalyse zur Achtsamkeit als klinischer Intervention. In: Heidenreich T, Michalak J (Hrsg) Achtsamkeit und Akzeptanz in der Psychotherapie, 701–726. DGVT, Tübingen

Hayes SC, Strosahl K, Wilson KG (1999) Acceptance and Commitment Therapy: An Experimental Approach to Behavior Change. Guilford Press, New York

Heidenreich T, Michalak J (Hrsg) (2004) Achtsamkeit und Akzeptanz in der Psychotherapie. DGVT, Tübingen

Hilbrecht H (2010) Meditation und Gehirn. Alte Weisheit und moderne Wissenschaft. Schattauer, Stuttgart

Hofmann SG, Sawyer AT, Witt AA, Oh D, The Effect of Mindfulness-Based Therapy on Anxiety and Depression: A Meta-Analytic Review. J Consult Clin Psychol (2010), 78(2), 169–183

Hölzel BK, Carmody J, Vangel M, Congleton C, Yerramsetti SM, Gard T, Lazar SW, Mindfulness practice leads to increases in regional brain gray matter density. Psychiatry Research: Neuroimaging (2011), 191, 36–42

Killingsworth MA, Gilbert DT, A Wandering Mind Is an Unhappy Mind. Science (2010), 330(6006), 932

Kuyken W, Watkins E, Holden E, White K, Taylor RS, Byford S, Evans A, Radford S, Teasdale JD, Dalgleish T, How does mindfulness-based cognitive therapy work? Behaviour Research and Therapy (2010), 48(11), 1105–1112

Lazar S et al. Meditation experience is associated with increased cortical thickness. NeuroReport (2005), 16(17), 1893–1897

Lutz A, Brefczynski-Lewis J, Johnstone T, Davidson RJ (2008) Regulation of the Neural Circuitry of Emotion by Compassion Meditation: Effects of Meditative Expertise. PLoS ONE 3(3): e1897. doi:10.1371/journal.pone.0001897

Nyanaponika, M (2000) Geistestraining durch Achtsamkeit. Beyerlein & Schulte, Stammbach

Öst LG, Efficacy of the third wave of behavioral therapies: a systematic review and meta-analysis. Behaviour Research and therapy (2008), 46(3), 296–321

Ott U (2010) Meditation für Skeptiker: Ein Neurowissenschaftler erklärt den Weg zum Selbst. O.W. Barth, München,

Ott U, Hölzel BK, Vaitl D (2011) Brain structure and meditation. How spiritual practice shapes the brain. In: Walach H, Schmidt S (Eds) Neuroscience, Consciousness and Spirituality. Series: Studies in Neuroscience, Consciousness and Spirituality, Vol. 1, pages 119–128, Springer, Dordrecht.

Segal Z, Williams J, Teasdale J (2002) Mindfulness-based cognitive therapy for depression. A new approach to preventing relapse. Guilford Press, New York

Singer W, Ricard M (2008) Hirnforschung und Meditation. Ein Dialog. Edition Unseld, Suhrkamp, Frankfurt a.M.

Smith E (2004) Aufmerksamkeitslenkung als psychologischer Wirkfaktor. In: Heidenreich T, Michalak J (Hrsg) Achtsamkeit und Akzeptanz in der Psychotherapie, 457–508. DGVT, Tübingen

Teasdale JD, Moore RG, Hayhurst H, Pope M, Williams JM, Metacognitive awareness and prevention of relapse in depression: Empirical evidence. Journal of Consulting and Clinical Psychology (2002), 70, 275–280

Wells A (2011) Metakognitive Therapie bei Angststörungen und Depression. Beltz, PVU, Weinheim (Englische Version: Wells A (2008) Metacognitive Therapy for Anxiety and Depression. Guilford Publisher, New York)

Williams JMG, Duggan DS, Crane C, Fennell MJV, Mindfulness-based cognitive therapy for prevention of recurrence of suicidal behavior. Journal of Clinical Psychology (2006), 62, 201–210

Williams MJ, McManus F, Muse K, Williams JMG (2011), Mindfulness-based cognitive therapy for severe health anxiety (hypochondriasis): An interpretative phenomenological analysis of patients' experiences. British Journal of Clinical Psychology (2011). Doi: 10.1111/j.2044-8260.2010.02000.x

Kap. 4.1

Bowen S, Chawla N, Collins S, Witkiewitz K, Hsu S, Grow J, Clifasefi S, Garner M, Douglass A, Larimer M, Marlatt A, Mindfulness-Based Relapse Prevention for Substance Use Disorders: A Pilot Efficacy Trial. Substance Abuse (2009), 30, 205–305

Drogenbeauftragte der Bundesrepublik Deutschland (Hrsg) (2009) Drogen- und Suchtbericht 2009. Publikationsversand der Bundesregierung, Rostock. enka-druck GmbH, Berlin

Feuerlein W (2005) Alkoholismus: Warnsignale, Vorbeugung, Therapie. 5. Aufl. C. H. Beck, München

Kröger C, Lohmann B (2007) Tabakkonsum und Tabakabhängigkeit. Fortschritte der Psychotherapie. Hogrefe Verlag, Göttingen

Lindenmeyer J (2005) Alkoholabhängigkeit. Fortschritte der Psychotherapie. Hogrefe, Göttingen

Lindenmeyer J (2000) Rückfallprävention. In: Margraf J (Hrsg) Lehrbuch der Verhaltenstherapie, Bd. 1, 565–584. Springer, Berlin

Marlatt GA, Buddhist philosophy and the treatment of addictive behaviour.

Cognitive and Behavioral Practice (2002), 9, 44–50

Marlatt GA (1992) Substance Abuse: Implications of a Biopsychosocial Model for Prevention, Treatment, and Relapse Prevention. American Psychological Association, Washington DC, US

Marlatt GA, Gordon JR (1985) Relapse prevention. Maintenance strategies in the treatment of addictive behavior. Guilford Press, New York

Soyka M, Küfner H, Feuerlein W (2007) Alkoholismus. Missbrauch und Abhängigkeit. Entstehung, Folgen, Therapie. Thieme, Stuttgart

Tretter F, Müller A (Hrsg) (2001) Psychologische Therapie der Sucht. Hogrefe, Göttingen

Zgierska A, Rabago D, Chawla N, Kushner K, Kohler R, Marlatt A, Mindfulness Meditation for Substance Use Disorders: A Systematic Review. Journal of Substance Abuse (2009), 30, 266–294

Kap. 4.2

Aldenhoff J, Überlegungen zur Psychobiologie der Depression. Nervenarzt 1997, 68, 379–389

Barnhofer T, Crane C (2009) Mindfulness-Based-Cognitive Therapy for Depression and Suicidality. In: Didonna F (Ed) Clinical Handbook of Mindfulness, 221–243. Springer, New York

Barnhofer T, Born H, Achtsamkeitsbasierte Kognitive Therapie bei affektiven Störungen. Deutsches Ärzteblatt PP (2011), 2, 81–83

Deutsche Gesellschaft für Psychiatrie, Psychotherapie und Nervenheilkunde (DGPPN) (Hrsg) (2010) Nationale VersorgungsLeitlinie. Unipolare Depression (S3 Praxisleitlinien in Psychiatrie Und Psychotherapie). Springer, Berlin

Hautzinger M (2003) Depressive und bipolar affektive Störungen. In: Leibing E, Hiller W, Sulz S (Hrsg) Lehrbuch der Psychotherapie, Bd. 3, Verhaltenstherapie, 217–229, CIP-Medien, München

Jong-Meyer de R, Hautzinger M, Kühner C, Schramm E (2007) Evidenzbasierte Leitlinien zur Psychotherapie Affektiver Störungen. Hogrefe, Göttingen

Kabat-Zinn J (2007) Achtsamkeit und Meditation im täglichen Leben. Audiobook. Arbor, Freiamt im Schwarzwald

McCullough JP Jr (2006) Chronic Depression and the Cognitive Behavioral Analysis System of Psychotherapy. In: Stricker G, Gold J (Eds) A casebook of psychotherapy integration, 137–151. Washington DC: American Psychological Association Books

McCullough JP Jr, Treatment for chronic depression using Cognitive Behavioral Analysis System of Psychotherapy (CBASP). J Clin Psychol (2003), 59(8), 833–46

McCullough JP Jr (2000) Treatment of Chronic Depression. Cognitive Behavioral Analysis System of Psychotherapy. Guilford, New York

Michalak J, Heidenreich T (2004) Achtsamkeitsbasierte kognitive Therapie zur Rückfallprophylaxe bei Depressionen. In: Heidenreich T, Michalak J (Hrsg) Achtsamkeit und Akzeptanz in der Psychotherapie, 193–245. DGVT, Tübingen

Segal Z, Williams J, Teasdale J (2009) Achtsamkeitsbasierte Kognitive Therapie für Depressionen. Ein Ansatz zur Rückfallprophylaxe. Dgvt, Tübingen (Englische Version: Segal Z, Williams J, Teasdale J (2002) Mindfulness-based cognitive therapy for depression. A new approach to preventing relapse. Guilford Press, New York)

Kap. 4.3

Bartling G, Fiegenbaum W, Krause R (1980) Reizüberflutung. Theorie und Praxis. Kohlhammer, Stuttgart

Becker E, Margraf J (2007) Generalisierte Angststörung. Ein Therapieprogramm. 2. Aufl. Beltz, Weinheim

Bentz D, Margraf J, Panikstörung und Agoraphobie. Verhaltenstherapie und Verhaltensmedizin (2010), 31(2), 130–150

Borcovec T, Alcaine O & Behar E (2004) Avoidance theory of worry and generalized anxiety disorder. In: Heimberg RG, Turk CL & Mennin DS (Eds), Generalized Anxiety Disorder. Advances in theory and practice. S. 77–108. New York, Guilford

Clark D, Wells A (1995) A cognitive model of social phobia. In: Heimberg R, Liebowitz M, Hope D, Schneider F (Eds) Social Phobia: Diagnosis, assessment, and treatment, 66–93. Guilford Press, New York

Fehm L, Fydrich T (2011) Prüfungsangst. Fortschritte der Psychotherapie. Hogrefe, Göttingen

Fiegenbaum W, Tuschen B (1996) Reizkonfrontation. In: Margraf J (Hrsg) Lehrbuch der Verhaltenstherapie, Bd. 2. Springer, Berlin

Hamm A (2005) Spezifische Phobien. Fortschritte der Psychotherapie. Hogrefe, Göttingen

Heinrichs N, Alpers GA, Gerlach AL (2009) Evidenzbasierte Leitlinie zur Psychotherapie der Panikstörung und Agoraphobie. Hogrefe, Göttingen

Hiller W, Leibing E, Leichsenring F, Sulz SKD (2003) Das große Lehrbuch der Psychotherapie. Bd. 3 Verhaltenstherapie. CIP-Medien, München

Hoffmann N, Hofmann B (2004) Expositionen bei Ängsten und Zwängen. Praxishandbuch. Beltz/PVU, Weinheim

Margraf J, Schneider S (2008) Lehrbuch der Verhaltenstherapie. Bd. 2 Störungen im Erwachsenenalter. Berlin, Springer

Margraf J, Schneider S (1998) Agoraphobie und Panikstörung. Fortschritte der Psychotherapie. Hogrefe, Göttingen

Margraf J, Schneider S (1990) Panik: Angstanfälle und ihre Behandlung. Springer, Berlin

Munsch S, Schneider S, Margraf J (2003) Panikstörungen und Agoraphobie. In: Leibing E, Hiller W, Sulz S (Hrsg) Lehrbuch der Psychotherapie. Bd. 3 Verhaltenstherapie, 231–240, CIP-Medien, München

Neudeck P, Wittchen U (Hrsg) (2005) Konfrontationstherapie bei psychischen Störungen. Hogrefe, Göttingen

Öst LG (2008) Spezifische Phobien. In: Margraf J (Hrsg) Lehrbuch der Verhaltenstherapie. Bd. 2 Störungen, 31–44. Springer, Berlin

Ruhmland M, Margraf J, Effektivität psychologischer Therapien von Panik und Agoraphobie: Metaanalysen auf Störungsebene. Verhaltenstherapie (2001) 11, 41–53

Stangier U, Fydrich T (Hrsg) (2002) Soziale Phobie und Soziale Angststörung. Hogrefe, Göttingen

Stangier U, Heidenreich T, Peitz M (2009) Soziale Phobien. Ein kognitiv-verhaltenstherapeutisches Behandlungsrational, 2. Aufl. Beltz/PVU, Weinheim

Turowsky J, Barlow DH (1996) Generalisiertes Angstsyndrom. In: Margraf J (Hrsg) Lehrbuch der Verhaltenstherapie, Bd. 2, 87–106. Springer, Berlin

Wells A (2008) Metacognitive Therapy for Anxiety and Depression. Guilford Press, New York

Wilker J (2010) Das Einmaleins der Achtsamkeit: Vom täglichen Umgang mit alltäglichen Gefühlen. Theseus, Stuttgart

Kap. 4.4

Ambühl H (2008) Frei werden von Zwangsgedanken. Patmos, Düsseldorf
Didonna F (2009) Mindfulness and Obsessive-Compulsive Disorder: Developing a way to trust and validate one's internal experience. In: Didonna F (Ed) Clinical Handbook of Mindfulness, 189–219. Springer, New York
Emmelkamp PMG, van Oppen P (2000) Zwangsstörungen. Fortschritte der Psychotherapie. Hogrefe, Göttingen
Fricke S, Rufer M, Hand I, Beifuss K, König F (2006) Verhaltenstherapie bei Zwangsstörungen: Fallbasierte Therapiekonzepte. Urban & Fischer/Elsevier GmbH, München
Hand I, Out-patient, multi-modal behaviour therapy for obsessive-compulsive disorder. Brit J Psychiatry (1998), Suppl., 173, 45–52
Kapfhammer, HP, Diagnose und Therapie von Zwangsstörungen – State of the Art Zwangsstörungen Teil 2. Spektrum Psychiatrie. 2007; 4: 20–27
Kapfhammer HP, Zur Epidemiologie und Ätiopathogenes der Zwangsstörungen – State of the Art Zwangsstörungen Teil 1. Spektrum Psychiatrie. 2007; 4: 10–18
Lakatos A, Reinecker H (2007) Kognitive Verhaltenstherapie bei Zwangsstörungen. Ein Therapiemanual. Hogrefe, Göttingen
Reinecker H (2009) Zwangshandlungen und Zwangsgedanken. Fortschritte der Psychotherapie. Hogrefe, Göttingen
Salkovskis PM, Obsessional-compulsive problems: a cognitive behavioural analysis. Behav Res Ther 1985; 23: 571–83.
Sonnenmoser M, Behandlung von Zwangsstörungen: „State of the art" und Trends. Deutsches Ärzteblatt PP (2008), 6, 274–275
Twohig MP, Hayes S, Masuda A, Increasing willingness to experience obsessions: Acceptance and commitment therapy as treatment for obsessive-compulsive disorder. Behavior Research and Therapy (2006), 37, 3–13
Wahl K, Hohagen F, Kordon A, Die Kognitive Verhaltenstherapie der Zwangsstörungen. State of the Art. Zeitschrift für Psychiatrie, Psychologie und Psychotherapie (2007), 4, 249–61

Kap. 4.5

Boos A (2005) Kognitive Verhaltenstherapie nach chronischer Traumatisierung. Hogrefe, Göttingen
Dolan Y (1991) Resolving Sexual Abuse. Solution focused therapy and Ericksonian hypnosis for adult survivors. W.W. Norton & Company, New York
Ehlers A (1999) Posttraumatische Belastungsstörung. Hogrefe, Göttingen
Ehlers A, Clark DM, A cognitive model of posttraumatic stress disorder. Behaviour Research and Therapy (2000), 38(4), 319–345
Maercker A (2009) Posttraumatische Belastungsstörungen. Springer, Berlin
National Institute for Clinical Excellence (NICE) (2005) Clinical Guideline 26. Post-traumatic stress disorder (PTSD): the management of PTSD in adults and children in primary and secondary care. http://www.nice.org.uk/nicemedia/live/10966/29769/29769.pdf
Orsillo, S.M. & Batten, S.V. (2005): ACT in the treatment of PTSD. Behavior Modification; 29; 95–129
Rosner R, Henkel C, Ginkel K, Mestel R, Was passiert nach der stationären Stabilisierung mit komplex traumatisierten PTB-Patientinnen? Die Bedeutung von Stabilisierung und Kon-

frontation für die Behandlung traumatisierter Frauen. Zeitschrift für Psychiatrie, Psychologie und Psychotherapie (2010), 58, 127–135

Steil R, Rosner R (2008) Posttraumatische Belastungsstörung. Leitfaden Kinder- und Jugendlichenpsychotherapie. Hogrefe, Göttingen

Steil R, Dyer A, Priebe K, Kleindienst N, Bohus M, Dialectical Behavior Therapy for Posttraumatic Stress Disorder Related to Childhood Sexual Abuse: A Pilot Study of an Intensive Residential Treatment Program. Journal of Traumatic Stress (2011), 24(1), 102–106

S3-Leitlinie Posttraumatische Belastungsstörung, AWMF-Registernummer 051/010, Stand 01/2011. http://www.awmf.org/uploads/tx_szl eitlinien/051-010l_S3_Posttraumatische_Belastungsstoerung_2011.pdf

Kap. 4.6

Chen EY, Matthews L, Allen C, Kuo JR, Linehan MM, Dialectical behavior therapy for clients with binge-eating disorder or bulimia nervosa and borderline personality disorder. The International journal of eating disorders (2008), 41(6), 505–12

Fairburn CG (2008) Cognitive Behavior Therapy and Eating Disorders. Guilford Publisher, New York

Fairburn CG, Cooper Z, Doll HA, O'Connor ME, Bohn K, Hawker DM, Wales JA, Palmer RL, Transdiagnostic cognitive-behavioral therapy for patients with eating disorders: a two-site trial with 60-week follow-up. American Journal of Psychiatry (2009), 166(3), 311–319

Fairburn CG, Harrison PJ, Eating disorders. The Lancet (2003), 361(9355), 407–416

Heffner M, Eifert GH (2004) The anorexia workbook: How to accept yourself, heal your suffering, and reclaim your life. New Harbinger, Oakland CA

Heffner M, Sperry J, Eifert GH, Detweiler M, Acceptance and commitment therapy in the treatment of an adolescent female with anorexia nervosa: A case example. Cognitive and Behavioral Practice (2002), 9, 232–236

Herpertz S, Herpertz-Dahlmann B, Fichter M, Tuschen-Caffier B, Zeeck A (Hrsg) (2011) S3-Leitlinie Diagnostik und Behandlung der Essstörungen. Springer, Berlin

Jacobi C, Paul T, Thiel A (2004) Essstörungen. Fortschritte der Psychotherapie. Hogrefe, Göttingen

Jacobi C, Thiel A, Paul T (2000) Kognitive Verhaltenstherapie bei Anorexia und Bulimia nervosa. Beltz/PVU, Weinheim

Kristeller JL, Wolever RQ (2011) Mindfulness-Based Eating Awareness Training for treating binge eating disorder: The conceptual foundation. Eating Disorders, 19, 49–61

Kristeller JL, Baer RA (2006) Mindfulness-Based Approaches to Eating Disorders. In: Baer RA (Hrsg) Mindfulness and Acceptance-Based Interventions. Conceptualization, Application and Empirical Support, Pp. 75–91, Elsevier, San Diego CA

National Institute for Clinical Excellence (NICE) (2004) Eating Disorders: Core interventions in the treatment and management of anorexia nervosa, bulimia nervosa and related eating disorders. The British Psychological Society and The Royal College of Psychiatrists. http://www.nice.org.uk/nicemedia/pdf/CG9FullGuideline.pdf

Rytz T (2007) Bei sich und in Kontakt. Körpertherapeutische Übungen zur Achtsamkeit im Alltag. Hans Huber, Bern, Göttingen, Toronto, Seattle

Telch CF, Agras WS, Linehan MM, Dialectical behavior therapy for binge eating disorder. Journal of Consulting and Clinical Psychology (2001), 69, 1061–1065

Vocks S, Legenbauer T (2005) Körperbildtherapie bei Anorexia und Bulimia Nervosa. Ein kognitiv-verhaltenstherapeutisches Behandlungsprogramm. Hogrefe, Göttingen

Wolever RQ, Best JL (2009) Mindfulness-Based Approaches to Eating Disorders. In: Didonna F (Ed) Clinical Handbook of Mindfulness, 259–288. Springer, New York

Kap. 4.7

Arbeitsgemeinschaft der Wissenschaftlichen Medizinischen Fachgesellschaften (AWMF) Leitlinien zu Persönlichkeitsstörungen (2008). Verfügbar unter: http://www.uni-duesseldorf.de/AWMF/ll/038-015.htm

Bohus M (2002) Borderline-Störung. Fortschritte der Psychotherapie. Hogrefe, Göttingen

Bohus M, Schmahl C, Psychopathologie und Therapie der Borderline-Persönlichkeitsstörung. Deutsches Ärzteblatt (2006), 103(49), 3345–3352

Bohus M, Wolf M (2009) Interaktives Therapieprogramm für Borderline-Patienten. Therapeuten-Version. Schattauer, Stuttgart

Heidenreich T, Michalak J (Hrsg) (2004) Achtsamkeit und Akzeptanz in der Psychotherapie. DGVT, Tübingen

Lammers C (2006) Emotionsbezogene Psychotherapie. Grundlagen, Strategien und Techniken. Schattauer, Stuttgart

Linehan MM (1996) Trainingsmanual zur Dialektisch-Behavioralen Therapie der Borderline-Persönlichkeitsstörung. CIP-Medien, München

Linehan MM (1993) Cognitive Behavioral Treatment of Borderline Personality Disorder. Guilford Press, New York

Lynch TR, Chapman AL, Rosenthal MZ, Kuo JR, Linehan MM, Mechanisms of change in Dialectical Behavior Therapy: Theoretical and empirical observations. Journal of Clinical Psychology (2006), 62, 459–480

Rizvi SL, Welch SS, Dimidjian S (2009) Mindfulness and Borderline Personality Disorder. In: Didonna F (Ed) Clinical Handbook of Mindfulness, 245–258. Springer, New York

Literatur zu II

Barnhofer T, Chittka T, Nightingale H, Visser C, Crane C, State Effects of Two Forms of Meditation on Prefrontal EEG Asymmetry in Previously Depressed Individuals. Mindfulness (NY), (2010), 1(1), 21–27. Published online 2010, March 18. Doi: 10.1007/s12671-010-0004-7

Didonna F (2009) Mindfulness and Obsessive-Compulsive Disorder: Developing a way to trust and validate one's internal experience. In: Didonna F (Ed) Clinical Handbook of Mindfulness, 189–219. Springer, New York

Heffner M, Sperry J, Eifert GH, Detweiler M, Acceptance and commitment therapy in the treatment of an adolescent female with anorexia nervosa: A case example. Cognitive and Behavioral Practice (2002), 9, 232–236

Kabat-Zinn J (1999) Stressbewältigung durch die Praxis der Achtsamkeit. Buch und CD. Arbor, Freiamt

Kristeller JL, Baer RA (2006) Mindfulness-Based Approaches to Eating Disorders. In: Baer RA (Hrsg) Mindfulness and Acceptance-Based Interventions. Conceptualization, Application and

Empirical Support, Pp. 75–91, Elsevier, San Diego CA

Kristeller JL, Hallett CB, An exploratory study of a meditation-based intervention for binge eating disorder. Journal of Health Psychology (1999), 4(3), 357–363

Kröger C, Lohmann B (2007) Tabakkonsum und Tabakabhängigkeit. Fortschritte der Psychotherapie. Hogrefe, Göttingen

Linehan MM (1996) Trainingsmanual zur Dialektisch-Behavioralen Therapie der Borderline-Persönlichkeitsstörung. CIP-Medien, München

McKay M, Fanning P (1999) Seifenblasen im Spülwasser. Achtsamkeitsübungen gegen den alltäglichen Stress. Aurum im Kamphausen Verlag, Braunschweig

Roberts T (2009) The Mindfulness Workbook. New Harbinger Publications, Oakland

Hanh, TN (2004) Jeden Augenblick genießen. Übungen zur Achtsamkeit. Theseus, Stuttgart

Hanh, TN (1998) Das Wunder der Achtsamkeit. Theseus, Stuttgart

Wells A (2008) Metacognitive Therapy for Anxiety and Depression. Guilford Publisher, New York

Stichwortverzeichnis

1-2-3-4-5-Übung 41
5-Sinne-Achtsamkeit 51

A

Abhängigkeitserkrankungen 21
Acceptance-and-Commitment-Therapy (ACT) 13
Achtsamkeit 9, 50, 74, 95
Achtsamkeitsbasierte Kognitive Verhaltenstherapie (MBCT) 18
Achtsamkeitsbasiertes Training zum bewussten Essen 45
Achtsamkeitsübung 45
Akzeptanz 23, 40, 50
Ampel des Verlangens 23, 87
Angststörungen 30
Anorexia nervosa 42
Ansatz
 – metakognitiver 13
 – transdiagnostischer 43
Atmen 77
Atmung 69
Aufmerksamkeit 19
Autobahn 45
Autopilotenmodus 36, 38

B

Bauchatmung 71
Bauklotz 67
Begriff Achtsamkeit 63
Behandlung, verhaltenstherapeutische 22
Belastungsstörung, posttraumatische 39
Beschreibung, achtsame 38
Betrachten von
 – Aggression 94
 – Gedanken 93

Bewusstsein, metakognitives 18
Bewusstwerden der Eigendynamik von Gedanken 62
Binge-Eating-Störung 42
Body-Scan 78
Borderline-Persönlichkeitsstörung 48f.
Buddhismus 9
Bulimia nervosa 42

C

Cognitive Behavioral Analysis System for Psychotherapy (CBASP) 26
Compassion-Focused Therapy 14

D

„Da ist ...“ 54
 – -Distanzierung 32, 54, 72
Definition 9
Depressionen 25
Desidentifikation 19
Dezentrierung 18
Dialektik 50
Dialektisch-Behaviorale Therapie (DBT) 12, 50
 – nach Marsha Linehan 45, 50
Distanz zu Kognitionen 66

E

Effekte
 – neuropsychologische 17
 – physiologische 17
 – psychische 17
Eigendynamik von Gedanken 65
Einfluss nehmen, Spannungen 81
Elaboration der traumatischen Ereignisse 40

Erfolgsquoten 44
Erklärungsmodell zur Entstehung der Depression, multifaktorielles 26
Essen, achtsam 91
Essstörungen 42
Evidenzbasierung 48
Exposition 54

F

Fallbeispiel 53
Fatalismus 40

G

Gefühle 64
Gegenwart 68
Gehmeditation 80
Geräusch 99
Gesprächsführung, motivierende 54
Gruppe 100
Gruppenübungen 97

H

Haiku 83
Handlungsorientierung 5

I

Instabilität von Patienten 40
Interventionen, achtsamkeitsbasierte 23

K

Kontraindikationen 59
Kontrolle 50
Konzentration 100
Koordinationsaufgaben 76

M

Meditation 29
Meta-Analyse 20
Metakognitionen 32
Mindfulness-Based Cognitive Therapy (MBCT) 12
Mindfulness-Based Relapse Prevention (MBRP) 14
Mindfulness-Based Stress Reduction (MBSR) 11, 79
Mitgefühl 14, 85, 96

N

Normalisierung von Ernährung und Gewicht 44
Notfallkarte 42

O

Obacht 77

P

Panikattacken 53
Papierboote 66
Partnerpantomime 97
Persönlichkeitsstörung, emotional instabile 48
Planung des Trainings, konkrete 59
Praxis
– formelle 17
– informelle 17
Prinzipien 3
Prozesse, interne 61
Psychoanalyse 10
Psychoedukation 23, 31

R

Regulation von Emotionen 43
Reizkonfrontation 31
Restsymptomatik 36
Rückfälle 27
Rückfallhäufigkeit 27
Rückfallmodell von Marlatt und Gordon, kognitiv-behaviorales 22
Rückfallprophylaxe von Substanzkonsum 87

S

Schmerzen 81
– achtsam wahrnehmen 81
Selbstregulation 45
Sitzmeditation 27
Stabilisierung 40
Störung der Affektregulation 49
Störung der Selbstregulation 43
Störungen, depressive 25
Suchterkrankungen 21

Stichwortverzeichnis

Suizidalität 59
Symptome, psychotische 59
Symptomfreiheit 35

T

Tagebuch 82
Tastsinn 51
Therapie der posttraumatischen Belastungsstörung 40
Therapieziel 4
Toleranz 23
– und Regulation von Emotionen 45
Trainieren 68
Transparenz 6
Transparenzgebot der Verhaltenstherapie 59
Traumata
– Typ I 39
– Typ II 39

U

Üben 6
Übung, exemplarische 32
Unterbauch 71

V

Veränderung 50
Verfahren
– humanistisches 10
– kognitive 31
Verhaltenstherapie 3, 10
Vermeidung 19
Vermittlung der Sinnhaftigkeit 59
Vorgänge, interne 61

W

Wahrnehmen 68
Wahrnehmung von Kognitionen 66
Wahrnehmungs-Erfahrungs-Validierungs-Technik 89
Was- und Wie-Fertigkeiten 74
Wechselatmung 70
Wimmelbuch 68
Wirkmechanismen von Achtsamkeit 18
Wirksamkeit von MBSR, MBCT, DBT und ACT 20

Z

Ziel 4
Zwangserkrankungen 35
Zwangsstörungen 35
Zwangssymptomatik 38

Notizen

Seelische Auslöser für somatische Symptome erkennen

- Alle psychosomatischen und psychoneurotischen Störungen auf einen Blick
- Alle relevanten Diagnosen und die evidenzbasierte Psychotherapie der Störungen
- Knappe Darstellung und exzellente didaktische Aufbereitung

Aus dem Inhalt:
Somatoforme Störungen; Essstörungen; Neurotische Störungen; Persönlichkeitsstörungen; Sexualstörungen; Selbstdestruktives Verhalten; Posttraumatische Belastungsstörungen; Psychosomatische Grundversorgung; Neurobiologie der Emotionsregulation; Psychosomatik in der Zahnheilkunde; Traumatherapien.

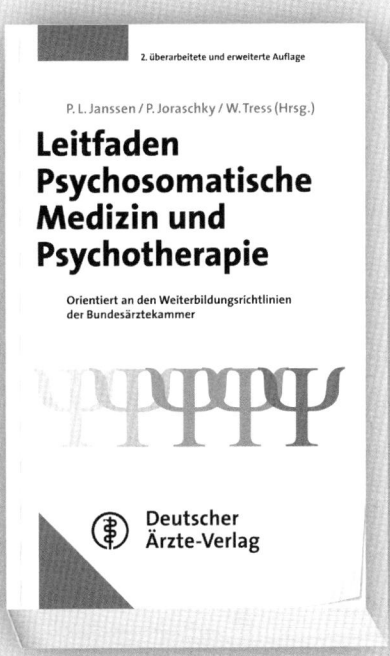

P. L. Janssen / P. Joraschky / W. Tress (Hrsg.)

Leitfaden Psychosomatische Medizin und Psychotherapie

Orientiert an den Weiterbildungsrichtlinien der Bundesärztekammer

2. überarbeitete und erweiterte Auflage

Deutscher Ärzte-Verlag

2009, 755 Seiten, 34 Abbildungen, 40 Tabellen
ISBN 978-3-7691-0551-3
broschiert € **49,95**

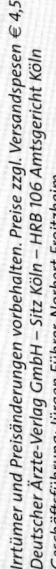

Irrtümer und Preisänderungen vorbehalten. Preise zzgl. Versandspesen € 4,50
Deutscher Ärzte-Verlag GmbH – Sitz Köln – HRB 106 Amtsgericht Köln
Geschäftsführung: Jürgen Führer, Norbert Froitzheim

**Bestellungen bitte an Ihre Buchhandlung oder
Deutscher Ärzte-Verlag, Kundenservice**
Postfach 400244, 50832 Köln;
Tel. (0 22 34) 70 11-314 / Fax 70 11-476
E-Mail: bestellung@aerzteverlag.de
Portofreie Lieferung innerhalb Deutschlands bei Online-Bestellung

Deutscher Ärzte-Verlag

Mehr Information: aerzteverlag.de